Reabilitação das Disfunções do Assoalho Pélvico Feminino

Thieme Revinter

Reabilitação das Disfunções do Assoalho Pélvico Feminino

Izabela Lopes Mendes

Fisioterapeuta Especialista em Saúde da Mulher pela Associação Brasileira de Fisioterapia em Saúde da Mulher e Conselho Federal de Fisioterapia e Terapia Ocupacional (ABRAFISM-COFFITO)
Especialização em Fisioterapia Pélvica Especialização em Fisioterapia Ortopédica e Traumatológica
Mestrado e Doutorado em Engenharia Biomédica pela Universidade do Vale do Paraíba (UNIVAP) – Instituto de Pesquisa e Desenvolvimento IP&D
Gestora da Clínica Spazio Saúde
Docente em Graduação e Pós-Graduações de Fisioterapia na Área de Uroginecologia e Obstetrícia

Thieme
Rio de Janeiro • Stuttgart • New York • Delhi

Dados Internacionais de Catalogação na Publicação (CIP) (Câmara Brasileira do Livro, SP, Brasil)

Mendes, Izabela Lopes
  Reabilitação das disfunções do assoalho pélvico feminino/Izabela Lopes Mendes -- 1. ed. -- Rio de Janeiro: Thieme Revinter, 2025.

  Inclui bibliografia.
  ISBN 978-65-5572-336-6
  eISBN 978-65-5572-337-3

  1. Assoalho pélvico feminino 2. Fisioterapia 3. Ginecologia 4. Reabilitação médica 5. Saúde da mulher I. Título.

25-249012   CDD: 618.17

Aline Graziele Benitez – Bibliotecária – CRB-1/3129

Contato com a autora:
izabela@univap.br
izasmendes@hotmail.com

© 2025 Thieme. All rights reserved.

Thieme Revinter Publicações Ltda.
Rua do Matoso, 170
Rio de Janeiro, RJ
CEP 20270-135, Brasil
http://www.Thieme.com.br

Thieme USA
http://www.thieme.com

Design de Capa: © Thieme
Imagem da Capa: capa feita usando a imagem a seguir:
Médico traumatologista © marketing.lasers@ya.ru/depositphotos.com

Impresso no Brasil por Meta Brasil
5 4 3 2 1
ISBN 978-65-5572-336-6

Também disponível como eBook:
eISBN 978-65-5572-337-3

Nota: O conhecimento médico está em constante evolução. À medida que a pesquisa e a experiência clínica ampliam o nosso saber, pode ser necessário alterar os métodos de tratamento e medicação. Os autores e editores deste material consultaram fontes tidas como confiáveis, a fim de fornecer informações completas e de acordo com os padrões aceitos no momento da publicação. No entanto, em vista da possibilidade de erro humano por parte dos autores, dos editores ou da casa editorial que traz à luz este trabalho, ou ainda de alterações no conhecimento médico, nem os autores, nem os editores, nem a casa editorial, nem qualquer outra parte que se tenha envolvido na elaboração deste material garantem que as informações aqui contidas sejam totalmente precisas ou completas; tampouco se responsabilizam por quaisquer erros ou omissões ou pelos resultados obtidos em consequência do uso de tais informações. É aconselhável que os leitores confirmem em outras fontes as informações aqui contidas. Sugere-se, por exemplo, que verifiquem a bula de cada medicamento que pretendam administrar, a fim de certificar-se de que as informações contidas nesta publicação são precisas e de que não houve mudanças na dose recomendada ou nas contraindicações. Esta recomendação é especialmente importante no caso de medicamentos novos ou pouco utilizados. Alguns dos nomes de produtos, patentes e design a que nos referimos neste livro são, na verdade, marcas registradas ou nomes protegidos pela legislação referente à propriedade intelectual, ainda que nem sempre o texto faça menção específica a esse fato. Portanto, a ocorrência de um nome sem a designação de sua propriedade não deve ser interpretada como uma indicação, por parte da editora, de que ele se encontra em domínio público.

Todos os direitos reservados. Nenhuma parte desta publicação poderá ser reproduzida ou transmitida por nenhum meio, impresso, eletrônico ou mecânico, incluindo fotocópia, gravação ou qualquer outro tipo de sistema de armazenamento e transmissão de informação, sem prévia autorização por escrito.

DEDICATÓRIA

Dedico esta obra para meu querido filho, Samuel, amor que me inspira todos os dias.

Com carinho e admiração,

Mamãe.

AGRADECIMENTOS

Gostaria de expressar minha gratidão aos coautores desta obra, às nossas queridas professoras, que com maestria e dedicação na escrita de cada parágrafo compartilharam seu sábio conhecimento e prática clínica, vocês foram fundamentais para alcançarmos o sucesso.

O esforço conjunto e a sinergia criada foram inspiradores na elaboração desta obra de modo a iniciarmos a caminhada de muitos passos na Fisioterapia Uroginecológica, que continuemos com essa energia e entusiasmo para futuros desafios!

PREFÁCIO

A fisioterapia na saúde da mulher é reconhecida como uma especialidade da fisioterapia responsável por tratar e prevenir disfunções do assoalho pélvico feminino, que apresenta forte nível de evidência científica, com grau de recomendação A, sendo considerada como primeira linha de tratamento nos casos de incontinência urinária.

É uma especialidade que atua na reabilitação das disfunções urinárias, coloproctológicas e sexuais da mulher, as quais surgem por meio de inúmeros fatores, como, por exemplo, gravidez, pós-parto, menopausa e envelhecimento.

É justamente a experiência adquirida nos últimos anos na fisioterapia que nos permitiu a elaboração desta obra, com o objetivo de exaltar a eficácia das intervenções fisioterapêuticas no tratamento das disfunções do assoalho pélvico com embasamento científico e muita prática clínica.

No decorrer dos 13 capítulos, o leitor encontrará tópicos de anatomia do assoalho pélvico, neurofisiologia da micção, abordagens da fisiopatologia, como as incontinências urinárias, prolapsos de órgãos pélvicos, síndrome geniturinária da menopausa, disfunções sexuais e dor pélvica crônica, assim como tópicos importantes da avaliação fisioterapêutica, envolvendo o exame físico e palpação dos músculos do assoalho pélvico e as intervenções terapêuticas utilizadas no tratamento, como cinesioterapia, eletroestimulação, fotobiomodulação, *biofeedback*, cones vaginais e a terapia comportamental.

Ressalto, nesta obra, a importância da individualização do tratamento fisioterapêutico nas disfunções do assoalho pélvico, de acordo com a anamnese, a queixa e os dados obtidos de cada mulher durante a avaliação, pois são fatores que influenciam na tomada de decisão terapêutica e prognóstico da paciente.

Por fim, recomendo a leitura deste livro a todos os que tem por função promover a pesquisa, a reabilitação e a prevenção das disfunções do assoalho pélvico feminino.

Izabela Lopes Mendes.

COLABORADORES

ADRIANA SCHAPOCHNIK
Fisioterapeuta pelo Centro Universitário São Camilo
Especialista em Acupuntura
Pós-Graduação em Enfermagem em Dermatologia
Mestrado, Doutorado e Pós-Doutorado no Programa de Medicina Biofotônica Aplicada às Ciências/ Universidade Nove de Julho
Autora do Livro Manual para o Uso do *Laser* na Medicina Chinesa
Diretora da Área da Saúde da ABLOS (Associação Brasileira de *Laser* na Odontologia e Saúde)

BIANCA BISPO DOS SANTOS
Fisioterapeuta Formada pelo Centro Universitário Saúde ABC (FMABC)
Especializada em Fisioterapia em Ginecologia pela Escola Paulista de Medicina da Universidade Federal de São Paulo (EPM-UNIFESP)
Mestre em Ciências pela EPM-UNIFESP
Fisioterapeuta do Ambulatório de Sexualidade Feminina – Projeto Afrodite da UNIFESP

LAÍSE VELOSO
Fisioterapeuta Formada pela Universidade Estadual do Piauí (UESPI)
Especializada em Fisioterapia em Ginecologia pela Escola Paulista de Medicina da Universidade Federal de São Paulo (EPM-UNIFESP)
Especializada em Sexualidade Humana pela Faculdade de Medicina da Universidade de São Paulo (FMUSP)
Mestre em Ciências pela EPM-UNIFESP

LETÍCIA DE AZEVEDO FERREIRA
Doutoranda em Ciências na Saúde pela Escola Paulista de Medicina da Universidade Federal de São Paulo (EPM-UNIFESP)
Mestre em Ciências na Saúde pela EPM-UNIFESP
Título de Especialista em Fisioterapia na Saúde da Mulher
Especializada em Saúde da Mulher pelo Hospital das Clínicas da Faculdade de Medicina da Universidade de São Paulo (HCFMUSP)
Docente em Graduação e Pós-Graduações de Fisioterapia na Área de Uroginecologia e Obstetrícia

LIRIS WUO JURCOVICHI
Fisioterapeuta Pélvica
Especialização e Mestrado pela Universidade Federal de São Paulo (UNIFESP)
Formação em Cadeias Musculares, Hipopressivo e *Fascial Fitness*
Idealizadora do Método Cinesioterapia Pélvica Integrada
Fisioterapeuta do Setor de Ginecologia do Esporte da UNIFESP
Fisioterapeuta na Equipe da CASA OBSTÁRIE, com Atuação na Assistência ao Parto e Pós-Parto

MARCIA MARIA GIMENEZ
Doutora em Ciências na Saúde pela Escola Paulista de Medicina da Universidade Federal de São Paulo (EPM-UNIFESP)
Mestre em Ciências na Saúde pela EPM-UNIFESP
Título de Especialista em Fisioterapia na Saúde da Mulher
Especializada em Disfunções dos Músculos do Assoalho Pélvico pela EPM-UNIFESP
Coordenadora de Extensão Universitária do Centro Universitário São Camilo

PATRÍCIA LIMA VENTURA
Fisioterapeuta pela Universidade Estadual do Piauí (Uespi)
Especialista em Fisioterapia em Saúde da Mulher pela Associação Brasileira de Fisioterapia em Saúde da Mulher e Conselho Federal de Fisioterapia e Terapia Ocupacional (ABRAFISM-COFFITO)
Mestrado em Engenharia Biomédica pela Universidade do Vale do Paraíba (UNIVAP)
Doutorado em Ciências pela Universidade Federal de São Paulo (UNIFESP)
Professora de Graduação e Pós-Graduação na UNIFSA-APRIMORE

SOPHIA SOUTO
Fisioterapeuta
Mestre e Doutora em Ciências da Cirurgia pela Universidade Estadual de Campinas (UNICAMP)
Docente em Graduação e Pós-Graduações de Fisioterapia na Área de Uroginecologia

SUMÁRIO

1 ANATOMIA DO ASSOALHO PÉLVICO FEMININO 1
Patrícia Lima Ventura

2 NEUROFISIOLOGIA DA MICÇÃO 9
Izabela Lopes Mendes

3 INCONTINÊNCIA URINÁRIA FEMININA 15
Izabela Lopes Mendes

4 PROLAPSO DOS ÓRGÃOS PÉLVICOS 23
Sophia Souto

5 DISFUNÇÕES SEXUAIS FEMININAS 33
Izabela Lopes Mendes

6 DOR PÉLVICA CRÔNICA 41
Laíse Veloso ▪ Bianca Bispo dos Santos

7 SÍNDROME GENITURINÁRIA DA MENOPAUSA 45
Laise Veloso ▪ Bianca Bispo dos Santos

8 AVALIAÇÃO FISIOTERAPÊUTICA NAS DISFUNÇÕES DO ASSOALHO PÉLVICO 51
Izabela Lopes Mendes

9 CINESIOTERAPIA PÉLVICA INTEGRADA: ESTRATÉGIAS TERAPÊUTICAS E INOVAÇÕES PARA FISIOTERAPEUTAS 63
Liris Leite Wuo Jurcovichi

10 ELETROESTIMULAÇÃO FUNCIONAL DO ASSOALHO PÉLVICO 73
Letícia de Azevedo Ferreira ▪ Marcia Maria Gimenez

11 FUNDAMENTOS DA FOTOBIOMODULAÇÃO E INTERVENÇÕES NO ASSOALHO PÉLVICO 83
Adriana Schapochnik ▪ Izabela Lopes Mendes

12 *BIOFEEDBACK* E CONES VAGINAIS 89
Izabela Lopes Mendes

13 TERAPIA COMPORTAMENTAL 95
Izabela Lopes Mendes

ÍNDICE REMISSIVO 101

Reabilitação das Disfunções do Assoalho Pélvico Feminino

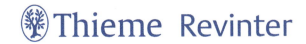

ANATOMIA DO ASSOALHO PÉLVICO FEMININO

CAPÍTULO 1

Patrícia Lima Ventura

INTRODUÇÃO

Este capítulo apresenta a anatomia do assoalho pélvico. O assoalho pélvico feminino é um conjunto de músculos, ligamentos e tecidos conectivos que desempenham papéis fundamentais para a saúde da mulher. As estruturas que compõe o assoalho pélvico atuam como uma rede que se estende da frente para trás e de um lado ao outro, formando o chão da cavidade pélvica. Essa rede sustenta a bexiga, os órgãos reprodutivos e o reto, além de participar das funções urinária e intestinal e na saúde sexual.[1,2]

No que se refere ao profissional fisioterapeuta, este fundamenta sua intervenção no exercício das funções e estruturas anatômicas do assoalho pélvico; por isso, é imprescindível que haja uma percepção clara das funções de cada elemento anatômico, pois o assoalho pélvico possui interações entre suas inúmeras estruturas. Conhecer as estruturas anatômicas do assoalho pélvico ajuda o profissional fisioterapeuta no diagnóstico, manejo e encaminhamentos apropriados para tratar e prevenir disfunções associadas a essa região.

PELVE ÓSSEA

O assoalho pélvico é envolvido pela estrutura óssea da pelve, formada por dois grandes ossos ilíacos feitos do ílio, ísquio e púbis, que se articulam com o sacro posteriormente e entre si anteriormente, formando um anel.[2,3] O sacro é um osso triangular localizado na base da coluna vertebral. Ele se articula com os ossos ilíacos e forma a parte posterior da pelve. Estendendo-se do sacro está o cóccix, a porção final da coluna vertebral, que atua como uma importante âncora ligamentar e tendínea.[2,4]

A pelve feminina é uma estrutura complexa e multifuncional que conecta a coluna vertebral ao fêmur, desempenhando importante papel na postura, locomoção e sustentação dos órgãos pélvicos.[4] Ela ajuda a transferir o peso do tronco para os membros inferiores durante a caminhada e a corrida.

No anel pélvico posterior, existem duas articulações sacroilíacas, que conectam o sacro aos ossos ilíacos, proporcionando estabilidade e suporte. O ligamento sacroilíaco é composto por duas partes: o ligamento sacroilíaco anterior e o ligamento sacroilíaco posterior. O ligamento sacroilíaco proporciona estabilização da articulação sacroilíaca, que é uma articulação importante para a transmissão de forças entre a coluna vertebral e os membros inferiores.[2]

Os ligamentos sacroilíacos anteriores, compostos pelo ligamento longitudinal anterior, pelo ligamento sacroilíaco anterior e pelo ligamento sacroespinhoso, estabilizam a articulação resistindo ao movimento ascendente do sacro e ao movimento lateral do ílio. Os ligamentos sacroilíacos posteriores são constituídos pelos ligamentos sacroilíacos dorsais curto e longo, pelo ligamento supraespinhal, pelo ligamento iliolombar e pelo ligamento sacrotuberal. Esses ligamentos funcionam para resistir aos movimentos descendente e ascendente do sacro e ao movimento medial do ílio. Os ligamentos sacrotuberoso e o sacroespinhal ajudam a estabilizar a pelve e a conectar o sacro ao fêmur. Digno de nota, acredita-se que o ligamento sacroilíaco dorsal longo seja uma fonte de dor pélvica posterior devido às forças transmitidas das articulações sacroilíacas e da articulação do quadril aos nociceptores e proprioceptores dentro do ligamento.[2]

Anteriormente, a sínfise púbica é uma articulação fibrocartilaginosa entre os dois ossos púbicos reforçada pelos ligamentos superior, inferior, anterior e posterior. Funcionalmente, resiste à tensão, ao cisalhamento e à compressão, e está sujeita a grande estresse mecânico à medida que se alarga durante a gravidez. Esta articulação é essencial para a absorção de impactos e a estabilidade da pelve durante a locomoção.[2,4,5]

Durante a gravidez e o parto, a sínfise púbica sofre alterações significativas para permitir a passagem do feto. A produção de relaxina, um hormônio que aumenta a elasticidade dos ligamentos, é crucial para essa adaptação. No entanto, essas mudanças também podem tornar a sínfise púbica suscetível a disfunções e dor, como na síndrome da sínfise púbica.[4,5]

A disfunção da articulação sacroilíaca pode resultar em dor na região lombar e pélvica, e pode ser causada por lesões, movimentos repetitivos ou alterações na biomecânica da pelve. A disfunção da sínfise púbica é uma condição dolorosa que pode ocorrer durante a gravidez ou após o parto, caracterizada por dor na região frontal da pelve devido à instabilidade da sínfise púbica.[5]

Muitas alterações musculoesqueléticas ocorrem durante a gravidez para acomodar o feto em crescimento e preparar o corpo da mulher para o parto.[2] Além do aumento da massa corporal, os músculos abdominais alongam-se, há um aumento da lordose lombar, um aumento da inclinação pélvica anterior, um aumento na largura pélvica e o centro de gravidade muda anteriormente à medida que o feto cresce. As alterações hormonais também aumentam a frouxidão articular. Todas essas mudanças levam a um aumento da demanda nos músculos extensores do quadril, abdutores do quadril, flexores plantares do tornozelo e músculos do assoalho pélvico.[5]

CAVIDADE PÉLVICA

A cavidade pélvica é a região interna da pelve, que contém e sustenta órgãos como a bexiga, o útero e o reto, e é subdividida em duas partes principais: a pelve maior (ou pelve falsa) e a pelve menor (ou pelve verdadeira). A pelve maior é a parte superior da pelve, acima da linha terminal, que contém e protege os órgãos abdominais. Enquanto a pelve menor é a parte inferior da pelve, abaixo da linha terminal, onde estão localizados os órgãos pélvicos.[1,4]

A forma e estrutura da pelve feminina são adaptadas para o parto. O canal de parto é formado pela pelve e é crucial para o nascimento do bebê. A pelve feminina tem uma abertura superior e um canal de parto mais largo comparado à pelve masculina. A classificação da pelve pode ser feita com base em vários critérios, incluindo a forma geral, a relação entre os ossos da pelve e a sua função biomecânica. Apresentaremos quatro tipos de pelve:

A pelve ginecoide é geralmente a mais comum entre as mulheres. Ela tem uma forma arredondada e é mais ampla no diâmetro transversal. Esta configuração é considerada a mais adequada para o parto vaginal, pois o formato mais amplo e arredondado facilita a passagem do feto. Um formato ginecoide pode reduzir o risco de complicações durante o parto. É o tipo ideal para a parturiente, mas não é exclusivo das mulheres.

A pelve androide é mais estreita e tem uma forma mais angular, com uma entrada pélvica mais estreita e uma forma mais triangular. Este tipo de pelve é mais comum nos homens e pode ser menos ideal para o parto vaginal devido ao espaço reduzido. A pelve androide pode aumentar o risco de complicações durante o parto, como distocia, onde o feto tem dificuldade em passar pelo canal de parto.

A pelve antropoide tem uma forma ovalada, com um diâmetro anteroposterior mais longo do que o transversal. É mais longa e estreita. Pode ser menos favorável para o parto vaginal, mas proporciona um espaço adequado para o crescimento do feto. Pode haver uma maior dificuldade no parto, mas não é necessariamente um impedimento significativo.

A pelve platipeloide é caracterizada por um formato mais achatado e uma entrada pélvica mais larga lateralmente. Esta forma pode criar desafios durante o parto devido à dificuldade em acomodar a posição do feto. O formato achatado pode levar a complicações durante o trabalho de parto, tornando o monitoramento e a gestão mais críticos.[4,6]

Além dos tipos básicos de pelve, existem variações individuais que podem influenciar a biomecânica e a função da pelve. Essas variações podem ser causadas por fatores genéticos, condições de saúde e alterações hormonais. O estudo da pelve não apenas ajuda na identificação de condições anatômicas, mas também na abordagem de problemas clínicos de forma mais eficaz. Compreender essas diferenças é essencial para a prática clínica, especialmente para profissionais de saúde que lidam com questões relacionadas com a postura, o parto e a biomecânica.[6]

ÓRGÃOS DA PELVE

As vísceras suportadas pela pelve feminina incluem porções finais do trato urinário, digestório e aparelho genital. O trato urinário na pelve feminina inclui a bexiga e a uretra. A bexiga é um órgão musculoso responsável pelo armazenamento da urina produzida pelos rins antes da sua eliminação. Ela tem uma parede muscular que se contrai para expelir a urina através da uretra. A uretra é o tubo que transporta a urina da bexiga para fora do corpo.[4]

O aparelho genital inclui órgãos especializados para a reprodução. O útero, órgão muscular onde ocorre a implantação do óvulo fertilizado e o desenvolvimento do feto durante a gravidez, é dividido em três partes: corpo, colo e fundo. Os ovários são glândulas que produzem óvulos e hormônios sexuais necessários para a fertilidade e para as funções sexuais, como estrogênio e progesterona. As tubas uterinas são tubos que conectam os ovários ao útero e o local onde geralmente ocorre a fertilização. E a vagina é o canal muscular que conecta o útero ao exterior do corpo e serve como o canal de parto e o receptáculo para o pênis durante a relação sexual.[4]

Embora a maior parte do trato digestivo esteja localizado na cavidade abdominal, algumas estruturas importantes também se estendem para a pelve, como: o reto, que é a parte final do intestino grosso, que armazena fezes antes da sua eliminação pelo ânus, e o ânus, que é a abertura através da qual as fezes são expelidas do corpo.[4]

O deslocamento dos órgãos pélvicos para baixo, devido ao enfraquecimento dos músculos e ligamentos que os sustentam, pode causar desconforto e problemas de função. A disposição e a funcionalidade desses órgãos são fundamentais para a saúde e o bem-estar geral.[7]

ASSOALHO PÉLVICO

O assoalho pélvico é uma região anatômica única, formada por músculos, fáscias e ligamentos que formam uma rede de sustentação.[3] Ele fica na base da pelve e consiste em uma estrutura muscular que parece uma espécie de cama elástica.[8]

O períneo feminino é a região superficial do assoalho pélvico, situado inferiormente ao diafragma da pelve. Tem um formato de um losango, delimitado anteriormente pela sínfise púbica, anterolateralmente pelos ramos iliopúbicos dos ossos ilíacos, lateralmente pelas tuberosidades isquiáticas, posterolateralmente pelos ligamentos sacrotuberosos e posteriormente pelo cóccix. Uma linha imaginária que une as duas tuberosidades isquiáticas divide o períneo em dois triângulos: urogenital ou anterior e anal ou posterior. A porção anterior contém a genitália externa feminina e porções terminais das vias urogenitais, como a uretra, e a porção posterior contém o canal anal com uma fossa isquioanal lateralmente ao ânus.[4]

Os músculos superficiais do assoalho pélvico são o bulboesponjoso, o isquiocavernoso, o esfíncter externo do ânus e os músculos transversos superficiais e profundos do períneo.[1] O bulbocavernoso tem função de constrição da vagina. É um músculo seccionado durante a episiotomia, procedimento que visa a ampliar o introito vaginal durante o desprendimento fetal em trabalho de parto vaginal. Origina-se no corpo perineal, passando lateralmente à vagina e inserindo-se na raiz do clitóris. O isquiocavernoso auxilia na ereção do clitóris, origina-se no ísquio e insere-se na raiz do clitóris. O transverso do períneo, dividido em ramos superficial e profundo, origina-se na face medial do ísquio, na porção anterior das tuberosidades isquiáticas, inserindo-se no corpo perineal. Tem função de sustentação do diafragma urogenital e é seccionado durante a episiotomia. O esfíncter anal é composto por dois músculos, um interno (fibras musculares lisas) de controle involuntário e outro externo (fibras musculares estriadas) de controle voluntário, e é importante para a continência fecal.[4]

Os músculos profundos do assoalho pélvico, que revestem as paredes internas da pelve, são o elevador do ânus e o coccígeo, e, junto com a fáscia endopélvica (tecido conjuntivo que liga as vísceras à parede pélvica), constituem o diafragma pélvico. O levantador do ânus é composto por três músculos: o puborretal, o pubococcígeo e o iliococcígeo.[3] O pubococcígeo ou pubovisceral está localizado mais anteriormente. Origina-se tanto do osso púbico posterior quanto da porção anterior do arco tendíneo; ele se insere no ligamento anococcígeo e no cóccix. O iliococcígeo é a parte posterior do levantador do ânus. Origina-se da parte posterior do arco tendíneo e da espinha isquiática e fixa-se ao longo da rafe anococcígea e do cóccix. Por último, o puborretal está localizado abaixo do pubococcígeo e forma uma alça em forma de U ao redor do reto. Sua ação, semelhante a um esfíncter, puxa a junção anorretal para frente, contribuindo para a continência.[7]

O músculo coccígeo tem formato triangular, reforçando o assoalho pélvico posterior, originando-se da espinha isquiática e inserindo-se nos ossos sacrococcígeos inferiores, e é contíguo ao ligamento sacroespinhoso. O corpo perineal ou tendão perineal central está localizado entre a vagina e o ânus. Este é um local onde os músculos pélvicos e esfíncteres convergem para fornecer suporte ao assoalho pélvico. A ruptura desta entidade, durante o parto, pode levar ao prolapso de órgãos pélvicos.[9]

Cerca de dois terços das fibras contráteis desses músculos são fibras aeróbicas vermelhas ou tipo 1, enquanto o restante é formado por fibras brancas anaeróbicas ou tipo 2. Esses músculos funcionam como uma unidade única e são difíceis de distinguir separadamente; além disso, a direção vetorial de suas fibras é difícil de descrever por que trabalham em todos os planos em uma tridimensionalidade funcional e anatômica.[3]

O assoalho pélvico pode ser induzido a se contrair conscientemente, como durante a fisioterapia, ou a agir automaticamente, como durante os movimentos dos braços, respiração, tosse, músculos dos membros inferiores e do tronco. Os centros neurais para tais sinergias automáticas são pouco compreendidas.

Os músculos do assoalho pélvico funcionam para apoiar os órgãos pélvicos por meio de contração e relaxamento coordenados como uma unidade. O assoalho pélvico fornece suporte ativo por meio de um estado constante de contração muscular e suporte passivo do tecido conjuntivo circundante e da fáscia. A contração voluntária ocorre quando o paciente consegue contrair os músculos do assoalho pélvico sob demanda; o relaxamento voluntário ocorre quando o paciente consegue relaxar os músculos do assoalho pélvico conforme necessário, após uma contração.[8]

A coordenação dessas ações musculares é essencial para manter a continência urinária e permitir a micção em horário e local socialmente aceitáveis, e para permitir que a defecação ocorra em um horário e local socialmente aceitáveis, semelhante à micção. A função sexual normal é coordenada pelos músculos do assoalho pélvico, genitália e sistema nervoso autônomo.[8]

A inervação dos músculos do assoalho pélvico é importante para a coordenação e controle das funções motoras e sensoriais da pelve. Os músculos do assoalho pélvico recebem inervação por vias somáticas, viscerais e centrais. A inervação da pele da parte inferior do tronco, períneo e região proximal da coxa é mediada pelos nervos ílio-hipogástrico, ilioinguinal e genitofemoral (L1-L3).[2]

A principal fonte de inervação é o plexo sacral. O plexo sacral é formado por ramos dos nervos espinhais S1 a S4. Esses nervos formam um plexo complexo que fornece inervação aos músculos do assoalho pélvico, bem como aos órgãos pélvicos. O nervo pudendo é o principal nervo que inerva os músculos do assoalho pélvico. Ele é responsável pela sensibilidade e controle motor dos músculos perineais e do esfíncter anal externo. Surgindo dos ramos ventrais de S2-S4 do plexo sacral, o nervo pudendo passa entre o músculo piriforme e o músculo coccígeo à medida que atravessa o forame ciático maior, sobre a espinha do ísquio e volta para a pelve através do forame menor, forame ciático. Ele segue ao longo da parede lateral da fossa isquiorretal, onde está contido em uma bainha da fáscia obturadora denominada canal pudendo (ou canal de Alcock).[3] Existem três ramos terminais principais do nervo pudendo – o nervo retal inferior (que normalmente se origina proximal ao canal de Alcock), o nervo perineal e o nervo dorsal do clitóris.[2]

O nervo pudendo inerva o clitóris, os músculos bulboesponjoso e isquiocavernoso, o períneo, o ânus, o esfíncter anal externo e o esfíncter uretral. Este nervo contribui para a sensação genital externa, continência e orgasmo. Acredita-se que os músculos do elevador do ânus tenham inervação direta das raízes nervosas sacrais S3-S5. Os nervos perineal e dorsal do clitóris são ramos do nervo pudendo que inervam estruturas específicas do assoalho pélvico, incluindo o clitóris.[9]

Os nervos intercostais e lombares inferiores contribuem para a inervação dos músculos da parede abdominal inferior e da região pélvica, auxiliando na função e suporte dos músculos do assoalho pélvico. Lesões ou disfunções nos nervos do plexo sacral, como o nervo pudendo, podem causar dor pélvica, incontinência urinária e fecal, e disfunção sexual. A síndrome do nervo pudendo é um exemplo de uma condição que afeta a inervação do assoalho pélvico.

A integridade dos músculos do assoalho pélvico (AP) também depende de um fornecimento adequado de sangue, drenagem eficiente de resíduos e uma inervação precisa. Os principais vasos responsáveis pela irrigação do AP são as artérias que derivam da aorta e das artérias internas. A artéria pudenda interna é a principal fonte de irrigação sanguínea para o assoalho pélvico.[3] Ela se origina da artéria ilíaca interna e divide-se em várias ramificações que fornecem sangue aos músculos do assoalho pélvico.[4] A deficiência na irrigação sanguínea pode levar a condições como isquemia muscular, resultando em dor, fraqueza e disfunção do assoalho pélvico. A insuficiência vascular pode ser causada por doenças vasculares ou obstruções.

A principal veia envolvida é a veia pudenda interna. A veia pudenda interna acompanha a artéria pudenda interna e drena o sangue das estruturas do assoalho pélvico. Ela se conecta com a veia ilíaca interna e, finalmente, com a veia cava inferior.[3] A veia retal superior drena a parte superior do reto e une-se às veias mesentérica inferior e porta, eventualmente retornando ao coração. A veia obturadora drena a região pélvica e conecta-se à veia ilíaca interna. A insuficiência venosa pode levar a condições como varizes pélvicas e congestão pélvica, que podem causar dor, desconforto e sintomas como sensação de peso ou pressão na pelve.

A drenagem linfática do assoalho pélvico é complexa e envolve uma série de linfonodos. Os linfonodos inguinais recebem linfa da região perineal e da parte inferior da pelve. Eles são importantes para a drenagem de linfa das estruturas externas do assoalho pélvico. Os linfonodos pélvicos internos, localizados ao longo das artérias e veias internas da pelve, recebem linfa dos órgãos internos e dos músculos do assoalho pélvico.[4] Estes incluem os linfonodos ilíacos internos e externos. Os linfonodos sacrais estão localizados na região do sacro e recebem linfa da parte posterior da pelve, incluindo a parte inferior do reto e estruturas adjacentes. A obstrução ou disfunção do sistema linfático pode levar a linfedema pélvico, caracterizado por inchaço e desconforto na região pélvica devido ao acúmulo de líquido linfático.

A compreensão da irrigação sanguínea, drenagem venosa, drenagem linfática e inervação dos músculos do assoalho pélvico é essencial para a avaliação e manejo eficaz das condições que afetam esta região. A integridade desses sistemas é fundamental para a saúde geral e o funcionamento adequado dos músculos do assoalho pélvico.

REFERÊNCIAS BIBLIOGRÁFICAS

1. Ashton-Miller JA, DeLancey JOL. Functional anatomy of the female pelvic floor. Annals of the new york academy of sciences. 2007;1101:266-96.
2. Eickmeyer SM. Anatomy and physiology of the pelvic floor. Phys Med Rehabil Clin N Am. 2017;28(3):455-60.
3. Bordoni B, Sugumar K, Leslie SW. Anatomy, abdomen and pelvis, pelvic floor. Last Update. 2022.
4. Marana HRC, Brito LGO. Anatomia do aparelho genital feminino. In: Ferreira CHJ (org.). Fisioterapia na saúde da mulher: Teoria e prática. Rio de Janeiro: Guanabara Koogan; 2011. p. 7-14.
5. Manandhar B, Shrestha E. Gynaecoid pelvis among female patients attending department of radiology of a tertiary care centre: A descriptive cross-sectional study. JNMA J Nepal Med Assoc. 2023;61(260):366-9.
6. Filipec M, Jadanec M, Kostovic-Srzentic M, et al. Incidence, pain, and mobility assessment of pregnant women with sacroiliac dysfunction. Int J Gynaecol Obstet. 2018;142(3):283-7.
7. DeLancey JOL, Mastrovito S, Masteling M, et al. A unified pelvic floor conceptual model for studying morphological changes with prolapse, age, and parity. Am J Obstet Gynecol. 2024;230(5):476-84.e2.

8. Messelink B, Benson T, Berghmans B, et al. Standardization of terminology of pelvic floor muscle function and dysfunction: report from the pelvic floor clinical assessment group of the International Continence Society. Neurourol Urodyn. 2005;24(4):374-80.
9. Barber MD, Bremer RE, Thor KB, et al. Innervation of the female levator ani muscles. Am J Obstet Gynecol 2002;187(1):64-71. International Continence Society. Neurourol Urodyn. 2005;24:374-80.

NEUROFISIOLOGIA DA MICÇÃO

CAPÍTULO 2

Izabela Lopes Mendes

INTRODUÇÃO

Na infância, a micção é reflexiva, automática e executada subconscientemente para atender as demandas fisiológicas da criança, que pode ocorrer involuntariamente até 5 anos de idade, e, de acordo com o aprendizado, torna-se ativa sendo possível escolher onde e quando realizar a referida micção voluntária. No decorrer do dia o cérebro humano regula de forma consciente a plenitude vesical e calcula a urgência em urinar. Se percebida plenitude, planeja-se a interrupção da atividade que está fazendo naquele momento, identifica-se o local apropriado e prepara-se para iniciar o esvaziamento ativo, ou seja, a micção voluntária.[1]

O armazenamento e o esvaziamento vesical dependem da atividade coordenada de unidades funcionais do trato urinário inferior: um reservatório, denominada bexiga urinária, e uma saída que consiste em colo vesical, uretra e esfíncter uretral. A coordenação destes órgãos é mediada por um complexo sistema de controle neuronal localizado no cérebro, na medula espinhal e nos gânglios periféricos, sendo o armazenamento e o esvaziamento de urina altamente dependentes das vias do sistema nervoso central (SNC).

Portanto, este capítulo descreve o controle neurológico desses órgãos, sendo importante considerar a divisão entre os mecanismos de micção e armazenamento controlados por funções autonômicas e o controle voluntário exercido sobre o esfíncter uretral externo.

NEURÔNIOS MOTORES INFERIORES

O trato urinário inferior é diferente das outras estruturas viscerais devido à sua dependência do controle do SNC. A bexiga possui dois modos de operação que é o armazenamento e o esvaziamento vesical, e, desta forma, os circuitos neurais envolvidos no controle da bexiga apresentam padrões de atividade fásicas, diferentemente dos padrões tônicos, característicos das vias autonômicas que regulam os órgãos cardiovasculares. A micção está sob controle voluntário e depende do comportamento aprendido com a maturação do sistema nervoso, enquanto outras funções viscerais são reguladas de modo involuntário.[2]

Os principais componentes da micção e armazenamento compreendem os componentes voluntários e autônomos mantidos pelos nervos simpáticos e parassimpáticos. A função simpática da micção é mantida por neurônios originados no corno lateral dos segmentos da medula toracolombar T11 a L2. Os neurônios eferentes parassimpáticos estão localizados nos segmentos sacrais S2 a S4. Por princípio, os gânglios simpáticos conectam os neurônios pré-ganglionares e pós-ganglionares nos gânglios paraespinhais, enquanto os gânglios parassimpáticos são gânglios terminais ou intramurais localizados próximos à bexiga; neste caso, o plexo hipogástrico inferior. Entende-se que o músculo detrusor é autonomicamente inervado em função por fluxos parassimpáticos e simpáticos.[3]

A transmissão sináptica nos gânglios é mediada pela acetilcolina (Ach), que atua nos receptores nicotínicos. Os nervos pós-ganglionares parassimpáticos liberam transmissores colinérgicos, ou seja, Ach e não adrenérgicos e não colinérgicos. A transmissão colinérgica é o principal mecanismo excitatório, que resulta na contração do detrusor e consequente fluxo urinário, mediado principalmente pelo receptor muscarínico M3. Os subtipos de receptores muscarínicos são expressos no músculo liso da bexiga, que também estão presentes nas terminações nervosas parassimpáticas da junção neuromuscular e nos gânglios parassimpáticos, e a ativação destes receptores nas terminações nervosas pode aumentar (por meio dos receptores M1) ou suprimir (por meio dos receptores M4) a liberação do transmissor, dependendo da intensidade do disparo neural. A transmissão excitatória não colinérgica é mediada pelas ações do trifosfato de adenosina (ATP) nos receptores purinérgicos P2X do músculo detrusor, e a transmissão inibitória no músculo liso da uretra é mediada pelo óxido nítrico (NO) liberado pelos nervos parassimpáticos.[2,4]

Os nervos motores colinérgicos somáticos que suprem os músculos estriados do esfíncter uretral externo surgem nos neurônios motores S2-S4 no núcleo de Onuf e atingem a periferia por meio dos nervos pudendos. Um núcleo motor, localizado medialmente no mesmo nível espinhal, fornece axônios que inervam a musculatura do assoalho pélvico.[2]

As sensações de plenitude da bexiga são transmitidas à medula espinhal pelos nervos pélvicos e hipogástricos, e estímulos sensoriais do colo vesical e da uretra são transmitidos pelos nervos pudendos e hipogástricos. Os componentes aferentes destes nervos consistem em axônios mielinizados (Aδ), que respondem a distensão passiva e a contração ativa, e amielínicos (fibras C), que são insensíveis em condições fisiológicas de enchimento e respondem a estímulos nocivos como irritação química ou resfriamento.[2]

Os corpos celulares das fibras Aδ e das fibras C estão localizados nos gânglios da raiz dorsal no nível dos segmentos de S2-S4 e T11-L2. Os axônios fazem sinapses com os interneurônios envolvidos nos reflexos espinhais e com os neurônios do trato espinhal que se projetam para os centros cerebrais superiores envolvidos no controle da bexiga.[2]

NÚCLEO DE ONUFROWICZ (ONUF)

Em 1899, o neuroanatomista russo, Bronislaw Onufrowicz, identificou e descreveu um grupo de neurônios localizados na medula espinhal sacral humana envolvidos na inervação do assoalho pélvico, o qual chamou de **núcleo X**, sendo mais tarde renomeado como **núcleo de Onuf** em sua homenagem.[5]

O núcleo de Onuf é um pequeno grupo de neurônios localizados nos cornos ventrais da medula espinhal sacral. Os neurônios motores do núcleo de Onuf inervam os músculos voluntários estriados do assoalho pélvico e são histológica e bioquimicamente compatíveis com outros neurônios motores espinhais somáticos, e curiosamente também apresentam características autonômicas, devido à forte inervação peptidérgica.[5]

Onuf e colaboradores relataram que o núcleo de Onuf inerva o músculo isquiocavernoso, nas mulheres equivalente ao eretor do clitóris, e o bulboesponjoso ou bulbocavernoso. Em estudos posteriores, os autores afirmaram que o núcleo de Onuf também controla o músculo esfíncter uretral externo, o levantador do ânus e o esfíncter externo do ânus. Portanto, por meio do controle da musculatura pélvica perineal, desempenha um importante papel na ereção e na continência urinária e fecal por meio dos nervos perineais, além de contribuir na ejaculação.[3]

RABDOESFÍNCTER

O rabdoesfíncter reveste externamente a uretra e estende-se por 80% do comprimento uretral, notavelmente no terço uretral médio, inervado por fibras somáticas mielinizadas que integram o nervo pudendo. O rabdoesfíncter é constituído por duas porções, a primeira chamada de esfíncter parauretral, formada por fibras musculares de contração lenta (Tipo I), as quais estão em contato direto com a uretra e são responsáveis pela manutenção do tônus basal. E a porção mais externa, chamada de periuretral, formada por fibras de contração lenta (Tipo I) e rápida (Tipo II), que derivam de feixes dos músculos levantadores do ânus, e caracterizam-se por contração rápida devido à contração reflexa em resposta ao aumento da pressão abdominal em decorrência de tosse ou espirro.[6]

O nervo pudendo estende-se do núcleo de Onuf e controla diretamente o rabdoesfíncter. O reflexo de armazenamento simpático, conhecido de reflexo pélvico-hipogástrico inicia quando norepinefrina é secretada em resposta ao estiramento da bexiga. O reflexo de armazenamento somático, conhecido como reflexo pélvico-pudendal ou de guarda, ocorre em situações de riso, tosse e espirro, que induzem o aumento da pressão vesical devido ao aumento da pressão abdominal ou detrusora. Estudos afirmam que a incontinência urinária de esforço ocorre quando este reflexo de guarda não funciona adequadamente.[2]

UROTÉLIO

O urotélio é uma camada epitelial estratificada que reveste o trato urinário da uretra proximal até a pelve renal, e consiste em células basais, intermediárias e superficiais distintas, estas conhecidas como células guarda-chuva. As células guarda-chuva revestem a superfície da mucosa da bexiga e formam uma barreira entre a urina e o tecido subjacente. São células grandes e binucleadas, que conferem propriedades de conformidade a camada celular necessárias à medida que se deformam no enchimento e esvaziamento vesical.[7]

Segundo a literatura, o urotélio é uma barreira altamente impermeável, sendo uma barreira física contra as bactérias e a penetração dos componentes da urina, e apresenta uma função mecanossensorial, ou seja, detecta sinais mecânicos que se convertem em sinais bioquímicos intracelulares para provocar a liberação de moduladores, como ATP, óxido nítrico, acetilcolina e prostaglandinas por meio da mecanotransdução. Deste modo, o urotélio libera acetilcolina em resposta ao alongamento, e, com isso, aumenta a atividade de contração devido aos receptores muscarínicos M3.[8]

O urotélio sofre constantemente com a distensão e contração para acomodar as alterações no volume vesical, o qual, em estado não preenchido, fica altamente dobrado formando rugas, e o desdobramento das rugas aumenta exponencialmente a área da superfície interna da bexiga durante o enchimento. Para acomodar as variações no volume de urina na fase de enchimento vesical, as células guarda-chuva sofrem uma alteração morfológica de colunar para escamosa. Estudos afirmam que o alongamento mecânico por cinco horas resultou em um aumento de 50% da área luminal.[8,9]

SNC E A MICÇÃO

A micção depende de uma rede neural complexa que envolve o sistema nervoso periférico e central, e implica sistemas autonômicos e somáticos característicos de um padrão de atividade com analogia a um interruptor, regulado por controle voluntário e involuntário.

Durante o enchimento vesical, os reflexos de armazenamento são ativados e organizados de forma involuntária na medula espinhal, que é regulado por um sistema involuntário de micção do tronco cerebral. Os centros do tronco encefálico são compostos principalmente pelo centro pontino da micção (PMC), o qual está sob controle da substância cinzenta periaquedutal (PAG), que por sua vez é regulada por uma rede cortical com o principal gatilho voluntário final mediado pelo córtex pré-frontal.[10]

Em meados da década de 1920, o pesquisador JF Barrington realizou um estudo de monitoramento comportamental e urodinâmico em gatos após lesões no tronco cerebral, e encontrou uma região na ponte dorsal que ao ser lesionada gerava retenção urinária, conhecida como centro pontino da micção ou PMC, e, atualmente, como núcleo de Barrigton (Bar). Este é responsável por coordenar a contração da bexiga com o relaxamento do esfíncter uretral.[11,12]

Fisiologicamente, à medida que a bexiga se enche, são ativados mecanossensores de estiramento, localizados na parede vesical, os quais fazem a retransmissão pela medula sacral para a substância cinzenta periaquedutal, e, assim, desencadeiam a ativação reflexa dos neurônios no núcleo de Barrington, que envia projeções diretamente para os neurônios parassimpáticos pré-ganglionares na medula sacral regulando a atividade dos neurônios motores que inervam o músculo detrusor e o esfíncter uretral.[13]

A eliminação de urina é gerada por um circuito reflexo espinobulboespinhal, no qual o responsável pelo reflexo miccional é o centro pontino da micção (PMC) localizado no tronco cerebral. As lesões no PMC e a deleção dos neurônios glutamatérgicos do PMC podem resultar em disfunções urinárias, como retenção de urina e incontinência por transbordamento. Os neurônios do PMC que expressam o hormônio liberador de corticotropina se projetam para os neurônios parassimpáticos sacrais (neurônios motores da bexiga) para controlar a contração da bexiga. No sistema nervoso periférico, os neurônios do gânglio pélvico maior recebem fibras pré-ganglionares parassimpáticas dos neurônios do núcleo parassimpático sacral e depois enviam seus nervos pós-ganglionares diretamente para a bexiga para fornecer inervação parassimpática; assim, os neurônios do PMC que expressam o receptor de estrogênio 1 projetam-se para a comissura cinzenta dorsal lombossacra para relaxar o esfíncter uretral. Portanto, o PMC é um centro de comando essencial para o reflexo da micção.[1,14]

De forma resumida, as funções dos nervos periféricos são integradas por vias neurais complexas no cérebro, tronco cerebral e na medula espinhal. Durante o armazenamento, as entradas sensoriais da bexiga pelas fibras aferentes mielinizadas são transportadas pelo nervo pélvico que excita os nervos simpáticos na medula toracolombar, o que gera contrações dos músculos lisos do colo vesical e da uretra, e relaxamento dos músculos lisos do detrusor. Ao mesmo tempo, a excitação do núcleo de Onuf causa contração do esfíncter uretral externo por meio dos axônios somáticos transportados pelo nervo pudendo. Em contraste, durante a micção, sinais aferentes da bexiga são transportados na periferia pelas fibras aferentes Aδ pela medula e excitam os centros retransmissores, a substância cinzenta periaquedutal e o PMC, dos quais as fibras descendentes causam excitação dos nervos parassimpáticos e inibição dos nervos simpáticos e somáticos, o que gera uma micção eficiente e completa sem resíduo miccional.[15]

Estudos de imagens de fMRI e PET do cérebro humano afirmam que inúmeras regiões cerebrais são ativadas durante a micção, como PMC, PAG, córtex cingulado anterior (ACC), núcleos talâmicos, córtex insular e córtex pré-frontal.[16]

Segundo a literatura, a ativação cerebelar durante a micção está relacionada com fases mais sensoriais de enchimento, a necessidade de urinar e o primeiro desejo de urinar, assim como fases motoras mais coordenadas, como o controle do assoalho pélvico e início do ato miccional (Quadro 2-1).[10]

Quadro 2-1. Representação dos Sistemas e Nervos Envolvidos no Ato Miccional

SN	Inervação	Segmento	Fibras	Neurotransmissor	Receptor
Parassimpático	N. pélvico	S2 a S4	Colinérgicas	Acetilcolina	Muscarínico Nicotínico
Simpático	N. hipogástrico	T11 a L2	Adrenérgicas	Noradrenalina	Alfa Beta
Somático	N. pudendo	S2 a S4	Colinérgicas	Acetilcolina	Nicotínico

No estudo de Mochizuki *et al.* em 2024,[16] os autores afirmaram que o equilíbrio entre a atividade excitatória e inibitória no córtex cingulado anterior determina se o reflexo da micção será promovido ou inibido. O córtex cingulado anterior é responsável pelo processamento da dor, do medo e decisões sociais; portanto, é um controlador dos centros da micção do tronco cerebral com função na regulação da pressão vesical, sendo importante para tomada da decisão sobre urinar ou não de acordo com as circunstâncias no contexto social e sensorial.

A micção disfuncional resulta da lesão que afeta o arco reflexo da micção – nervos aferentes ou eferentes, ou parte do SNC, incluindo centros cerebrais superiores, ponte ou medula. Por exemplo, as lesões que ocorrem na medula espinhal inferior ou lesões nervosas periféricas resultam em disfunções de neurônios motores inferiores, que podem gerar quadros de retenção urinária ou incontinência urinária de esforço. Por outro lado, lesões na medula espinhal superior ou lesões cerebrais que induzem disfunção de neurônios motores superiores podem gerar dissinergia detrusora esfincteriana, disreflexia autonômica e hiperatividade detrusora. Nas lesões cerebrais que geram disfunção do neurônio sensorial, disfunções como retenção urinária podem ocorrer devido à incapacidade de iniciar a micção que é causada pela incapacidade de relaxamento do músculo rabdoesfíncter, o que decorre da falta de reconhecimento do enchimento vesical e do fluxo urinário na uretra. Já os distúrbios de tomada de decisão, enurese, noctúria ou incontinência de urgência ocorrem devido à falha em determinar o momento e o local apropriado para o ato miccional. Deste modo, a coordenação neurológica do trato urinário inferior deve ser considerada em diversas perspectivas, com o objetivo de preservar a função renal e a prevenção de disreflexia autonômica, e, consequentemente, melhorias nos sintomas de armazenamento e evacuação.[17]

REFERÊNCIAS BIBLIOGRÁFICAS

1. Mukhopadhyay S, Stowers L. Choosing to urinate. Circuits and mechanisms underlying voluntary urination. Curr Opin Neurobiol. 2020;60:129-35.
2. Fowler CJ, Griffiths D, de Groat WC. The neural control of micturition. Nat Rev Neurosci. 2008;9(6):453-66.
3. Kim JW, Kim SJ, Park JM, et al. Past, present, and future in the study of neural control of the lower urinary tract. Int Neurourol J. 2020;24(3):191-9.
4. Groat WC, Griffiths D, Yoshimura N. Neural control of the lower urinary tract. Compr Physiol. 2015;5(1):327-96.
5. Schellino R, Boido M, Vercelli A. The dual nature of Onuf's nucleus: Neuroanatomical features and peculiarities, in health and disease. Front Neuroanat. 2020;14:572013.
6. Palma PCR. Aplicações clínicas das técnicas fisioterapêuticas nas disfunções miccionais e do assoalho pélvico. Campinas, SP: Personal Link Comunicações; 2009.

7. Jackson AR, Ching CB, McHugh KM, Becknell B. Roles for urothelium in normal and aberrant urinary tract development. Nat Rev Urol. 2020;17(8):459-68.
8. Li X, Hu J, Yin P, et al. Mechanotransduction in the urothelium: ATP signalling and mechanoreceptors. Heliyon. 2023;9(9):e19427.
9. Truschel ST, Wang E, Ruiz WG, et al. Stretch-regulated exocytosis/endocytosis in bladder umbrella cells. Mol Biol Cell. 2002;13(3):830-46.
10. Bastide L, Herbaut AG. Cerebellum and micturition: what do we know? A systematic review. Cerebellum Ataxias. 2020;7:9.
11. Tish MM, Geerling JC. The brain and the bladder: Forebrain control of urinary (in)continence. Front Physiol. 2020;11:658.
12. Verstegen AMJ, Vanderhorst V, Gray PA, et al. Barrington's nucleus: Neuroanatomic landscape of the mouse pontine micturition center. J Comp Neurol. 2017;525(10):2287-309.
13. Stone E, Coote JH, Allard J, Lovick TA. GABAergic control of micturition within the periaqueductal grey matter of the male rat. J Physiol. 2011;589(8):2065-78.
14. Harvie C, Weissbart SJ, Kadam-Halani P, et al. Brain activation during the voiding phase of micturition in healthy adults: A meta-analysis of neuroimaging studies. Clin Anat. 2019;32(1):13-19.
15. Shimizu N, Saito T, Wada N, et al. Molecular mechanisms of neurogenic lower urinary tract dysfunction after spinal cord injury. Int J Mol Sci. 2023;24(9):7885.
16. Mochizuki T, Manita S, Shimura H, et al. Optogenetic stimulation of neurons in the anterior cingulate cortex induces changes in intravesical bladder pressure and the micturition reflex. Sci Rep. 2024;14(1):6367.
17. Kim KT, Chang HK, Kim CH, et al. Basic neurourology. J Exerc Rehabil. 2019;15(6):747-50.

INCONTINÊNCIA URINÁRIA FEMININA

Izabela Lopes Mendes

INTRODUÇÃO

A incontinência urinária (IU) é uma condição clínica comum entre as mulheres em todo o mundo, que afeta todas as idades e raças, com tendência a aumentar com o envelhecimento. Segundo a International Continence Society (ICS), a IU é definida como **queixa de qualquer vazamento involuntário de urina**, a qual não é considerada uma doença e sim um sintoma resultante do comprometimento vesical ou do mecanismo esfincteriano.

As intervenções conservadoras são recomendadas como primeira linha de tratamento da incontinência urinária feminina, com o objetivo de melhorar o controle da musculatura do assoalho pélvico, o que inclui o treinamento dos músculos do assoalho pélvico, que pode ser associado com o uso de cones vaginais, *biofeedback* e/ou eletroestimulação. O gerenciamento da IU é importante durante todo o processo de reabilitação pélvica por meio de educação em saúde, que inclui conselhos educacionais, comportamentais e sobre o estilo de vida, incluindo também técnicas de retreinamento vesical, micção programada, perda de peso, mudanças nos hábitos de vida e orientações sobre ingesta hídrica, cafeína e álcool, assim como atividade física.[1]

Os problemas relacionados a IU apresentam impacto negativo com consequente diminuição da qualidade de vida das mulheres. Tal fato relaciona-se principalmente com a baixa autoestima, sensação de desamparo e insegurança, alterações de humor e desconfortos, que geram declínio na vida pessoal, social e profissional, pois as mulheres relatam medo, vergonha e insegurança de que outras pessoas saibam sobre a perda de urina, o que influencia na socialização, isolamento e diminuição da atividade sexual.[2]

No entanto, nas últimas décadas, houve um expressivo aumento no número de mulheres diagnosticadas com IU, o que reforça a importância da prevenção e do tratamento para melhora do bem-estar físico, social e mental.

ETIOLOGIA

A etiologia é multifatorial podendo gerar influência direta no desenvolvimento e gravidade do quadro. Os fatores já estabelecidos na literatura incluem: obesidade, tabagismo, história familiar, constipação, infecção urinária de recorrência, tosse crônica e prolapso genital.[3]

Wei *et al.*, em 2022, ressaltam que a ocorrência de incontinência urinária de esforço (IUE) está fortemente associada a fatores como parto normal, genética, tosse crônica e tabagismo.[4] Yang *et al.*, em 2023, afirmaram que a patogênese da IUE está associada a fatores de risco como idade, parto, obesidade e constipação, os quais geram alterações anatômicas de continência, influenciando na contração dos músculos levantadores do ânus e esfíncter uretral externo, que favorecem a formação do ângulo de curvatura uretral e o fechamento forçado da uretra, papel fundamental no mecanismo de continência urinária.[5]

Milsom e Gyhagen, em 2019, afirmaram que há evidências na literatura que apoiam a teoria de que a prevalência de IU aumenta com a idade; entretanto, outros estudos apontam opiniões divergentes em relação a esse aumento, mostrando que, independentemente da idade, as mulheres podem apresentar queixas de perda urinária.[6]

A gestação e o parto são considerados fatores de risco para IU, com estimativas de prevalência de 32 a 64% de relatos de qualquer tipo de IU durante o período gestacional e 15-30% no primeiro ano pós-parto.[7] Segundo Hage-Fransen *et al.*, em 2021, os fatores de risco associados à IU pós-parto são: relatos de incontinência durante o período gestacional, parto vaginal instrumental, episiotomia, laceração perineal e constipação.[8]

A literatura atual afirma que tanto a via de parto vaginal quanto o avanço da idade são fatores de risco para o desenvolvimento de IU pós-parto. Entretanto, permanece evidente que a via de parto cesariana não é um fator protetivo de IU, pois, independente da via de parto, durante o período gestacional, ocorrem alterações na integridade da musculatura do assoalho pélvico e os tecidos de suporte devido à diminuição da força de tração e crescimento uterino, culminando em controle esfincteriano comprometido, assim como as alterações hormonais que podem contribuir na frouxidão dos tecidos.[9]

FISIOPATOLOGIA

A incontinência urinária mista é definida pela Urogynecology Association (IUGA) e pela *International Continence Society* como qualquer queixa de vazamento involuntário de urina, que pode ser associado à urgência e ao esforço, como, por exemplo, o espirro ou tosse. Desde modo, a classificação da incontinência urinária inclui: incontinência urinária de esforço, incontinência urinária de urgência e incontinência urinária mista.[10]

INCONTINÊNCIA URINÁRIA DE ESFORÇO (IUE)

A IUE é caracterizada pela perda de urina involuntária em atividades que aumentam a pressão intra-abdominal, por exemplo, tosse, espirro, esforço ou riso. Entretanto, inúmeros fatores anatômicos e fisiológicos estão atrelados nesta condição, mas o desfecho é comum independente da etiologia, que é a incapacidade dos mecanismos de suporte e fechamento uretral em suportar diferenças pressóricas.[11]

Existem algumas teorias que explicam o mecanismo da IUE. Enhorning, em 1961, propôs a teoria da transmissão de pressão, sugerindo que a pressão intra-abdominal é aplicada de forma uniforme à bexiga e à uretra proximal, e que, em mulheres com IUE, essa transmissão foi reduzida, ou seja, ocorreu o aumento da pressão intravesical sem o concomitante aumento da pressão intrauretral, fator determinante no escape de urina. Petros e Ulmsten apresentaram a teoria integral, a qual defende que a continência é mantida por um complexo eixo de forças formado pelo ligamento pubouretral (anterior), arco tendíneo da fáscia endopélvica (superior) e pelo ligamento uterossacro (posterior). Vale reforçar que também compõem o eixo de forças os músculos pubococcígeo (anterior), levantadores do ânus (posterior) e esfíncter externo do ânus (inferior). Delancey, por sua vez, propôs a teoria da rede, afirmando que os músculos levantadores do ânus, a parede vaginal inferior, a fáscia pélvica e o ligamento pubouretral formam uma estrutura de rede para desempenhar a função do controle urinário.[12,13]

Atualmente, acredita-se que a IUE ocorra sob os efeitos combinados de uma variedade de alterações, sendo elas alterações anatômicas da própria uretra, da periuretra e fatores anatômicos do nervo pélvico. Desde modo, é importante entendermos a patogênese da IUE a partir das três perspectivas citadas, com o intuito de facilitar a compreensão e traçar a melhor conduta clínica para o seu tratamento.

A IUE pode ser explicada pela hipermobilidade uretral resultante da perda de suporte do colo vesical e uretral, que se movem durante os picos de pressão abdominal e a fraqueza do esfíncter uretral. Quando este é danificado, pode-se chamar de deficiência intrínseca do esfíncter, podendo ser causada por trauma, cirurgias, doenças neurológicas, envelhecimento ou atrofia muscular sistêmica.[14]

A hipermobilidade uretral é explicada pela hipótese da rede, a qual afirma que a uretra é sustentada pela fáscia endopélvica, um tecido conjuntivo fibromuscular da vagina, que cria uma rede contra a qual a uretra é comprimida durante o repouso e a atividade. Essa compressão, associada a pressão intrínseca do esfíncter uretral e a coaptação da mucosa, promove o fechamento efetivo do lúmen uretral e previne a perda involuntária de urina, mesmo com o aumento da pressão intravesical. Portanto, danos no arco tendíneo da fáscia pélvica ou do tecido paravaginal causados por carga excessiva, obesidade, tosse crônica, parto e menopausa, por exemplo, podem contribuir na diminuição do suporte anatômico do colo vesical e uretral. A perda de suporte resulta em hipermobilidade uretral, ou seja, em vez de ser comprimida nos momentos de aumento da pressão intra-abdominal, a uretra move-se para baixo sem ser comprimida, o que resulta em menor pressão de fechamento com consequente perda de urina.[14]

Existem inúmeras modalidades para o tratamento da incontinência urinária de esforço, incluindo o tratamento farmacológico, a fisioterapia do assoalho pélvico, a injeção transuretral de agente de volume e as intervenções cirúrgicas, como a suspensão retropúbica, o reparo da parede vaginal anterior e os *slings* autólogo ou sintético de uretra média.

No estudo de Li, Chao e Wang, em 2023, eles discutiram sobre a taxa de cura de IUE divulgada pelas diretrizes da Associação Europeia de Urologia, variando entre as técnicas de tipoia tradicional (89,4%), *slings* retropúbicos (89,1%), colpossuspensão aberta (76,7%), operações de *sling* transobturatório médio-uretral (64,1%), colpossuspensão laparoscópica (48,9%), operação de tipoia de incisão única (39,8%), suspensão de agulha no colo da bexiga (26,9%), até a mais baixa, como reparo vaginal anterior (12,5%), e, desta forma, levantaram uma discussão sobre quais os riscos e benefícios do uso, por exemplo, em mulheres obesas, a eficácia a longo prazo e as possíveis complicações.[15]

INCONTINÊNCIA URINÁRIA DE URGÊNCIA (IUU) E SÍNDROME DA BEXIGA HIPERATIVA

A IUU é definida como perda involuntária de urina acompanhada ou precedida da vontade eminente de urinar, ou seja, a urgência, a qual faz parte do complexo de sintomas da síndrome da bexiga hiperativa.[16]

Atualmente a etiologia da síndrome da bexiga hiperativa ainda não é clara, e pode ser classificada como neurogênica, quando há presença de doenças neurológicas associadas, como lesão medular, Parkinson ou esclerose múltipla, assim como idiopática ou também chamada de não neurogênica, quando não há doenças neurológicas associadas, podendo estar relacionada com a hipersensibilidade vesical, baixa complacência ou cirurgias do assoalho pélvico.[17]

Segundo Harris, Leslie e Riggs, em 2024, a IUU é caracterizada por contrações involuntárias do detrusor causadas pela perda do controle neurológico da contração vesical, que podem ser desencadeadas ou estimuladas por mudanças de decúbito, por exemplo, de supino para ereto, ou pela estimulação sensorial, como barulho e manuseio de água e clima frio.[18]

As principais modalidades terapêuticas para IUU são: a terapia farmacológica com agentes anticolinérgicos, como a oxibutinina ou tolterodina, que são direcionados aos receptores muscarínicos localizados na bexiga, sendo considerados a base no tratamento da urgência, e a fisioterapia.[19]

O tratamento consiste em uma abordagem gradual, sendo as modificações no estilo de vida a primeira linha de tratamento, por meio de técnicas como micção programada, aumento do intervalo entre as micções, orientações sobre a ingesta hídrica, consumo excessivo de bebidas com cafeína, constipação e a perda de peso.

Segundo a literatura, técnicas cirúrgicas, como a colocação do *sling* médio uretral sem tensão, proporcionam taxas de cura em 70 a 90% das pacientes em longo prazo, porém mulheres com IUU não se beneficiam desta técnica, sendo as modificações comportamentais e as medidas conversadoras, como o treinamento dos músculos do assoalho pélvico, a primeira linha de tratamento.[19]

INCONTINÊNCIA URINÁRIA MISTA (IUM)

A incontinência urinária mista é mais prevalente em mulheres acima de 65 anos e afeta 37% das mulheres idosas, e é definida pela combinação da incontinência urinária de esforço e de urgência, sendo responsável pela diminuição da qualidade de vida em decorrência dos quadros de depressão, constrangimento, ansiedade, isolamento social, privação de sono devido noctúria e baixa autoestima.[18]

A etiologia da IUM pode estar atrelada a duas patologias independentes, ou seja, a disfunção vesical e um mecanismo de esfíncter uretral incompetente, ou devido principalmente a um esfíncter incompetente que permite o extravasamento de urina para uretra proximal, causando a incontinência urinária de estresse e as contrações involuntárias de detrusor e a incontinência de urgência.

Segundo a literatura, a caracterização da IUM é um desafio devido à combinação de múltiplos fatores, ou seja, uma variação de incontinência urinária de esforço, hiperatividade detrusora e urgência sensorial, assim como incontinência de esforço pura que conduz à IUE com micção urgente.[20]

FARMACOTERAPIA DA INCONTINÊNCIA URINÁRIA

Os medicamentos são indispensáveis em alguns casos associados ao tratamento conservador da incontinência urinária, porém deve ser considerada sua indicação adequada e potenciais efeitos colaterais.

Segundo Jha *et al.*, em 2024, o tratamento farmacológico é recomendado após falha da terapia conversadora, e inclui os antimuscarínicos/anticolinérgicos, beta-agonistas, estrogênios tópicos em mulheres na pós-menopausa, alfa-agonistas, antidepressivos tricíclicos (alfa-agonista e anticolinérgico combinados) e toxina botulínica A.[10]

Os medicamentos anticolinérgicos, também chamados de antimuscarínicos, contribuem na melhora dos sintomas da hiperatividade detrusora com ou sem incontinência, com nível 1 de evidência e forte recomendação, por exemplo, tolterodina/fesoterodina, oxibutinina, solifenacina, propiverina e cloreto de tróspio, que afetam a eferência do controle da micção com o bloqueio dos receptores M2 e M3 do músculo liso da bexiga, aumentando, desta forma, a capacidade vesical e aumento do intervalo entre as micções.[21]

Os agonistas β-3 são uma alternativa no tratamento da IUU, pois o subtipo β-3-adrenérgico é responsável por promover o relaxamento do músculo detrusor, sendo a substância ativa mirabegrona um agonista seletivo do receptor β-3 responsável por aumentar a capacidade vesical.[22]

A duloxetina pode ser empregada para aliviar os sintomas de IUE, pois é um inibidor da recaptação pré-sináptica de serotonina (5-HT) e norepinefrina (NE), ou seja, concentrações sinápticas elevadas de ambos no núcleo de Onuf estimulam o esfíncter uretral, causando a estimulação do nervo pudendo e manutenção do tônus de esfíncter uretral com consequente aumento na pressão uretral.[23]

As injeções de toxina botulínica A é a terceira opção na prática clínica atual, recomendada quando os medicamentos anticolinérgicos e os agonistas β-3-adrenérgico não forem eficazes. A toxina botulínica, produzida principalmente pelo *Clostridium difficile*, é responsável por inibir a liberação de acetilcolina no neurônio pré-sináptico, causando uma paralisia no músculo afetado.[22]

Gandi e Sacco, em 2021, afirmaram que as injeções intradetrusoras de onabotulinumtoxinA (onaBoNT-A) (Botox®, Allergan, Inc., Irvine, CA) é o único tratamento de toxina botulínica aprovado pela FDA para pacientes com síndrome da bexiga hiperativa ou IUU que não obtiveram sucesso no tratamento farmacológico de primeira linha. Segundo o estudo, o mecanismo de ação da toxina nos terminais nervosos é bem estabelecido, e a atividade da protease da toxina botulínica degrada a proteína SNAP-25 do complexo SNARE, impedindo que as vesículas neurossecretoras se encaixem e liberem acetilcolina e outros neurotransmissores nas terminações axonais, por meio de um bloqueio neuronal de longa duração que gera diminuição da contratilidade muscular e denervação química local, com uma diminuição dos episódios de perda urinária.[24]

FISIOTERAPIA – CUIDADO DE PRIMEIRA LINHA NO TRATAMENTO DA INCONTINÊNCIA URINÁRIA

Atualmente, a primeira linha de tratamento para a incontinência urinária de esforço, urgência e mista é o treinamento dos músculos do assoalho pélvico (nível I de evidência) e outras modificações comportamentais, como o treinamento vesical e alterações na dieta. O treinamento dos músculos do assoalho pélvico é definido como exercícios para melhorar força, resistência, potência e relaxamento dos músculos pélvicos, que devem ser realizados sob a supervisão do fisioterapeuta por um período de, pelo menos, 12 semanas.[25]

Corroborando o estudo, Alouini, Memic e Couillandre, em 2022, reforçaram que o tratamento conservador é a primeira linha de tratamento para IU, incluindo fisioterapia, modificações do comportamento e intervenção farmacológica. Entretanto, o treinamento dos músculos do assoalho pélvico é o mais utilizado e o procedimento padrão em todo processo de reabilitação, podendo ser isolado ou combinado com outros recursos como estimulação elétrica, *biofeedback* e cones vaginais.[26]

O treinamento dos músculos do assoalho pélvico tem por objetivo aumentar força, resistência e coordenação muscular com o intuito de melhorar o suporte aos órgãos pélvicos e o fechamento dos músculos de esfíncter uretral, promovendo melhora da incontinência urinária.

A literatura atual reforça que muitas mulheres usam os músculos do assoalho pélvico de forma errônea, forçando-os para baixo ou realizando manobra de Valsalva quando solicitada a contração da musculatura do assoalho pélvico. A avaliação precisa e detalhada é fundamental na determinação do tratamento, no qual o terapeuta deverá verificar se os músculos glúteos ou abdominais se contraem no momento correto, e, para isso, pode ser associado o *feedback* verbal com base na avaliação digital, ou o *biofeedback* visual ou auditivo. Segundo a literatura, o *biofeedback* e a eletroestimulação (estimulação percutânea do nervo tibial ou neuromodulação ou estimulação elétrica funcional) são modalidades de tratamento que podem ser empregadas no tratamento de todos os tipos de incontinência urinária.[1]

Recomenda-se, na presença de sintomas urinários, a utilização de questionários para mensurar a qualidade de vida. Os PROMs (*patient-reported outcome measure*) permitem a avaliação dos resultados relatados pela perspectiva da paciente sob os aspectos de saúde, o impacto da doença e do tratamento na qualidade de vida.[27]

A Sociedade Internacional de Continência recomenda como nível A (altamente recomendado) os seguintes questionários para avaliar os sintomas e o impacto das disfunções urinárias sobre a qualidade de vida das mulheres: ICIQ Female Lower Urinary Tract Symptoms (ICIQ-FLUTS), ICIQ Vaginal Symptons (ICIQ-VS), ICIQ Urinary Incontinence Short Form (ICIQ-UI SF), ICIQ Nocturia (ICIQ-N) e o ICIQ Overactive Bladder (ICIQ-OAB).[28]

REFERÊNCIAS BIBLIOGRÁFICAS

1. Tur BS, Evcik D. Are conservative interventions effective for treating urinary incontinence in women? A Cochrane Review summary with commentary. Turk J Phys Med Rehabil. 2023;69(4):541-4.
2. Radzimińska A, Strączyńska A, Weber-Rajek M, et al. The impact of pelvic floor muscle training on the quality of life of women with urinary incontinence: a systematic literature review. Clin Interv Aging. 2018;17:13:957-65.
3. Batmani S, Jalali R, Mohammadi M, et al. Prevalence and factors related to urinary incontinence in older adults women worldwide: a comprehensive systematic review and meta-analysis of observational studies. BMC Geriatr. 2021;21:212.
4. Wei D, Meng J, Zhang Y, et al. Identification of potential associated factors for stress urinary incontinence in women: a retrospective study. Ann Transl Med. 2022(18):965.
5. Yang X, Wang X, Gao Z, et al. The anatomical pathogenesis of stress urinary incontinence in women. Medicina (Kaunas). 2022;59(1):5.
6. Milsom I, Gyhagen M. The prevalence of urinary incontinence. Climacteric. 2019;22(3):217-22.
7. Von Aarburg N, Veit-Rubin N, Boulvain M, et al. Physical activity and urinary incontinence during pregnancy and postpartum: A systematic review and meta-analysis. Eur J Obstet Gynecol Reprod Biol. 2021;267:262-8.
8. Hage-Fransen MAH, Wiezer M, Otto A, et al. Pregnancy- and obstetric-related risk factors for urinary incontinence, fecal incontinence, or pelvic organ prolapse later in life: A systematic review and meta-analysis. Acta Obstet Gynecol Scand. 2021;100(3):373-82.
9. Dai S, Chen H, Luo T. Prevalence and factors of urinary incontinence among postpartum: systematic review and meta-analysis. BMC Pregnancy Childbirth. 2023;23(1):761.
10. Jha S, Jeppson PC, Dokmeci F, et al. Management of mixed urinary incontinence: IUGA committee opinion. Int Urogynecol J. 2024;35(2):291-301.
11. Tabei SS, Baas W, Mahdy A. Pharmacotherapy in stress urinary incontinence; a literature review. Curr Urol Rep. 2024;25(7):141-8.
12. Girão MJBC. Tratado de uroginecologia e disfunções do assoalho pélvico. Barueri, SP: Manole; 2015.
13. Yang X, Wang X, Gao Z, et al. The anatomical pathogenesis of stress urinary incontinence in women. Medicina. 2023;59(5).
14. Aoki Y, Brown HW, Brubaker L, et al. Urinary incontinence in women. Nat Rev Dis Primers. 2017;3:17042.

15. Li YT, Chao WT, Wang PH. Trans-obturator tape (TOT) for stress urinary incontinence (SUI). Taiwanese Journal of Obstetrics and Gynecology. 2023;62(1):9-11.
16. Downey A, Inman RD. Recent advances in surgical management of urinary incontinence. F1000Res. 2019;8:F1000.
17. Barba M, Cola A, Rezzan G, et al. Flat magnetic stimulation for urge urinary incontinence. Medicina (Kaunas). 2023;59(11):1999.
18. Harris S, Leslie SW, Riggs J. Mixed urinary incontinence. 2024 Jun 8. In: StatPearls [Internet]. Treasure Island (FL): StatPearls Publishing. 2024:PMID: 30480967.
19. Trapani S, Villa G, Poliani A, et al. Non-pharmacological management of urge urinary incontinence in women between 40 and 65 years old: A systematic review. Nurs Rep. 2024;14(1):174-96.
20. Welk B, Baverstock RJ. The management of mixed urinary incontinence in women. Can Urol Assoc J. 2017;11(6-2):S121-S124.
21. Tunn R, Baessler K, Knüpfer S, Hampel C. Urinary incontinence and pelvic organ prolapse in women. Dtsch Arztebl Int. 2023;120(5):71-80.
22. Harland N, Walz S, Eberli D, et al. Stress urinary incontinence: An unsolved clinical challenge. Biomedicines. 2023;11(9):2486.
23. Hagovska M, Svihra J. Evaluation of duloxetine and innovative pelvic floor muscle training in women with stress urinary incontinence (DULOXING): Study protocol clinical trial (SPIRIT Compliant). Medicine (Baltimore). 2020;99(6):e18834.
24. Gandi C, Sacco E. Pharmacological management of urinary incontinence: Current and emerging treatment. Clin Pharmacol. 2021;13:209-23.
25. McKinney JL, Keyser LE, Pulliam SJ, Ferzandi TR. Female urinary incontinence evidence-based treatment pathway: An infographic for shared decision-making. J Womens Health (Larchmt). 2022;31(3):341-6.
26. Alouini S, Memic S, Couillandre A. Pelvic floor muscle training for urinary incontinence with or without biofeedback or electrostimulation in women: A systematic review. Int J Environ Res Public Health. 2022;19(5):2789.
27. Ralphsmith M, Ahern S, Dean J, et al. Development of a conceptual framework for a new patient-reported outcome measure for pain in women following mesh surgery for pelvic floor disorders: a qualitative study. Int Urogynecol J. 2023;34(7):1541-50.
28. Driusso P, Beleza ACS. Avaliação fisioterapêutica da musculatura do assoalho pélvico feminino. 2. ed. Santana de Parnaíba [SP]: Manole; 2023.

PROLAPSO DOS ÓRGÃOS PÉLVICOS

Sophia Souto

INTRODUÇÃO

Os prolapsos dos órgãos pélvicos são causados pela perda do suporte do útero, bexiga, colón ou reto, podendo acometer um ou mais compartimentos simultaneamente. Os prolapsos de parede anterior da vagina são mais comuns, seguidos pelo compartimento posterior e, depois, apical.[1]

De acordo com DeLacey existem três níveis de suporte anatômico na vagina, sendo o nível I localizado no ápice vaginal e feito pelos ligamentos cardinal e uterossacro. O nível II está localizado na parte média da vagina e é constituído pela fáscia pubocervical e sua inserção ao arco tendíneo. Já o nível III é composto pelos músculos do assoalho pélvico e membrana perineal,[2] conforme ilustra a Figura 4-1.

Os principais fatores de risco para desenvolvimento do prolapso são: parto vaginal, macrossomia fetal, idade, raça branca, menopausa, doença pulmonar crônica, distúrbios dos tecidos conjuntivos, tabagismo, constipação, entre outros.[3]

Ainda é controverso o efeito protetor da cesárea para o desenvolvimento dos prolapsos. Sabe-se que a gestação, por si só, é uma sobrecarga para região pélvica e está bem estabelecido que é um fator de risco para o desenvolvimento da incontinência urinária de esforço. Já no caso dos prolapsos, o que vemos é que o parto vaginal é um forte fator preditor de desenvolvimento de prolapso ao longo da vida, aumentando esse risco a cada parto. Um estudo da Oxford Family Planning Association[4] mostra que o parto vaginal foi o principal fator de risco para o desenvolvimento de prolapsos em mulheres com menos de 59 anos. Uma paridade aumenta em duas vezes o risco de mulheres desenvolverem prolapsos em comparação àquelas que não têm filhos, e, em cada paridade, há aumento entre 10-20% desse risco. A grande maioria dos estudos mostra que a cesariana eletiva diminui o risco do desenvolvimento do prolapso ao longo da vida.[5]

Durante o trabalho de parto normal, com a passagem do bebê pelo canal vaginal, existe uma grande distensão das estruturas pélvicas que pode levar a despregamento das fáscias retovaginal e/ou vesicovaginal do anel pericervical, levando ao desenvolvimento do prolapso, assim como podem ocorrer lesões de ligamentos de sustentação. Quando olhamos para a vagina e a imaginamos como um arco fundamental, onde todas as estruturas estão interligadas, se tiramos apenas uma peça, esse arco irá desmoronar, e assim acontece quando existe lesão nas estruturas de sustentação da região pélvica, conforme ilustra a Figura 4-2.

Nos prolapsos dos órgãos pélvicos, é percebido pela paciente uma bola descendo pela vagina que é de grande sensibilidade, que tende a piorar ao longo do dia e melhora ao

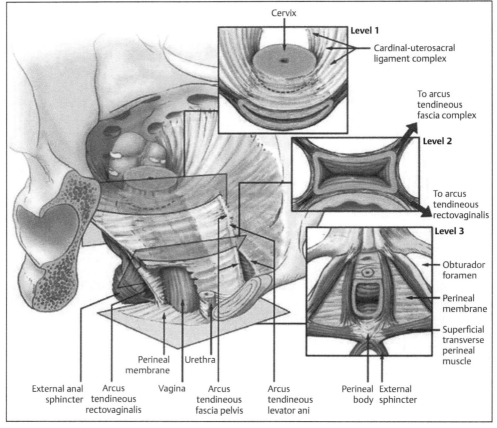

Fig. 4-1. Níveis de suporte segundo DeLancey.

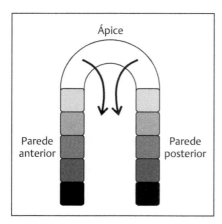

Fig. 4-2. Vagina como arco fundamental. (Fonte: arquivo pessoal da autora.)

deitar-se. Alguns pacientes podem queixar-se de dor na região pélvica e região lombar e sensação de pressão ou dor na região inferior do abdômen. Também é possível encontrar pacientes com queixa de dispareunia ou dificuldade de penetração causa pelo prolapso.[6]

Sintomas urinários, como obstrução infravesical e incontinência urinária, podem ser relatados pelas pacientes, assim como a necessidade de redução digital do prolapso para conseguir evacuar e urinar. Deve-se ficar atento durante a avaliação para possibilidade de a paciente apresentar o que chamamos de incontinência urinária oculta, em que a paciente não apresenta queixa de incontinência urinária devido à compressão uretral causada pelo prolapso, e, quando esse prolapso é reduzido, a incontinência, que já existia, parece.[6]

A classificação atual de prolapso é realizada de acordo com o compartimento que está descendo no canal vaginal, podendo ser: compartimento anterior, posterior, apical ou de cúpula vaginal, em caso de pacientes histerectomizadas.[7] A Figura 4-3 ilustra o descenso de acordo com os compartimentos.

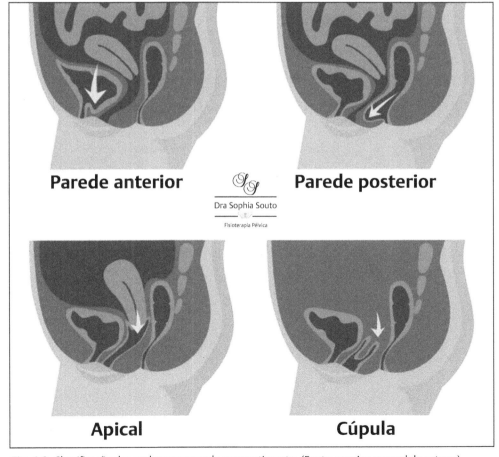

Fig. 4-3. Classificação dos prolapsos segundo compartimento. (Fonte. arquivo pessoal da autora.)

Podemos quantificar os prolapsos usando a avaliação de POP-Q (*Pelvic Organ Prolapse Quantification* – Fig. 4-4) que irá avaliar diversos pontos dentro e fora do canal vaginal, mostrando, ao final da avaliação, o compartimento prolapsado e o grau de prolapso desse compartimento. Está é uma forma objetiva de avaliar os prolapsos, auxiliando na descrição populacional para fins de pesquisa clínica.[8]

As mensurações do POP-Q são feitas em centímetros onde os pontos localizados acima do hímen são negativos, abaixo do hímen, positivos e, na cicatriz himenal, considerados zero.

Os pontos de referência da parede vaginal anterior são: o ponto Aa que está na linha média anterior, três centímetros proximal ao meato uretral externo e corresponde aproximadamente à crista uretrovesical; a posição relativa do ponto Aa está entre -3 a +3 cm, sendo a posição do hímen definida como zero. O ponto Ba representa a porção mais distal da parede vaginal anterior e está a -3 cm, na ausência de prolapso.

Os pontos de referência da parede vaginal posterior são: o ponto Ap que está na linha média posterior, três centímetros proximal ao hímen. O ponto Bp está localizado entre o ponto Ap e o fundo de saco posterior.

Pontos de referência do ápice vagina são: ponto C que está localizado na região mais saliente do colo uterino ou da cúpula vaginal e o ponto D, no fundo de saco posterior, na inserção dos ligamentos uterossacros à cérvice posterior. Não existe o ponto D em mulheres histerectomizadas.

Outros pontos mensurados são: hiato genital (gh) que é a distância entre o meato uretral externo e a porção posterior à cicatriz himenal. O corpo perineal (pb) é distância entre a margem posterior do hiato genital e um ponto médio no orifício anal. O comprimento vaginal total (tvl) estende-se da cicatriz himenal ao ponto D e, em caso de pacientes histerectomizadas, até o ponto C.

Classificação segundo POP-Q:

- *Estágio 0*: não há prolapso.
- *Estágio 1*: ponto mais distal do prolapso localizado 1 cm acima do hímen.
- *Estágio 2*: ponto mais distal do prolapso localizado entre 1 cm acima e 1 cm abaixo do hímen.

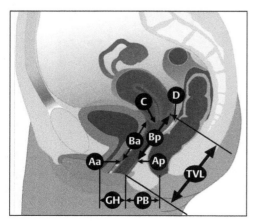

Fig. 4-4. Avaliação de POP-Q (*Pelvic Organ Prolapse Quantification*).[8]

- *Estágio 3*: ponto mais distal do prolapso localizado 1 cm abaixo do hímen, porém 2 cm acima do comprimento total da vagina.
- *Estágio 4*: eversão completa da vagina, quando o ponto mais distal do prolapso tem deslocamento igual ao comprimento total da vagina.[8]

Já, na prática clínica, uma forma mais subjetiva de avaliação dos prolapsos é utilizando o Sistema de Baden-Walker, em que a classificação segue a seguinte descrição, conforme representado na Figura 4-5:[9]

- *Grau 0*: normal.
- *Grau 1*: prolapso até a metade da vagina.
- *Grau 2*: prolapso até a cicatriz himenal.
- *Grau 3*: prolapso ultrapassa a cicatriz himenal.
- *Grau 4*: prolapso máximo de todas as estruturas.[9]

Podemos então seguir a forma subjetiva de avaliação para a prática clínica, como ilustra a Figura 4-6.

Com aumento da longevidade e maior conhecimento sobre os distúrbios dos órgãos pélvicos, têm aumentado os diagnósticos de prolapsos ao longo da vida, e a metade das mulheres acima de 50 anos serão diagnosticadas com algum grau de prolapso. Esses distúrbios causam grande impacto na qualidade de vida, na sexualidade e na autoestima dessas mulheres. Segundo a *International Consultation on Incontinence*, é de 2,9-11,4% a incidência de prolapso.[10]

O tratamento conservador é indicado como primeira de linha de tratamento para os prolapsos dos órgãos pélvicos, sendo considerado tratamento conservador: intervenções e modificações no estilo de vida, o treinamento dos músculos do assoalho pélvico e a utilização de pessários.[10]

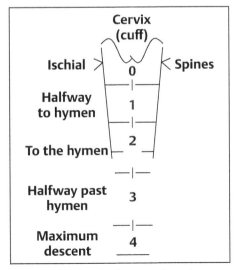

Fig. 4-5. Classificação dos graus de prolapso segundo Baden-Walker.[9]

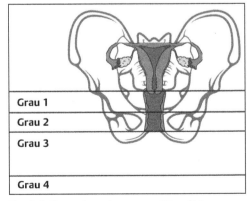

Fig. 4-6. Graus de prolapso na prática clínica.

Sabe-se que os músculos do assoalho pélvico são responsáveis pela sustentação dos órgãos pélvicos, juntamente com as fáscias e ligamentos. Em pacientes com prolapsos, é de grande importância o treinamento dessa musculatura para melhora dos sintomas vaginais e desconfortos causados pelo prolapso, para impedir que o prolapso se torne pior e como auxílio na manutenção da correção cirúrgica ou na utilização dos pessários.[11]

PESSÁRIOS

Os pessários são órteses vaginais que vêm sendo descritas na literatura há muitos anos e visam a dar suporte para o órgão pélvico que está prolapsando. São indicados como método conservador no tratamento do prolapso, muito bem aceito principalmente por mulheres idosas e aquelas com maior grau de prolapso.[12]

Na história, vemos que desde 27 a.C. já eram buscadas técnicas para conseguir a redução e sustentação dos prolapsos, que eram desconhecidos na época. Diversos métodos foram usados, desde romã embebida em vinho, bolas de novelo de lã, materiais feitos de madeira, até chegarmos nos modelos de pessários comercializados hoje. Inicialmente produzidos em látex, agora são produzidos em silicone, produto de mais fácil aceitação para o organismo e menor risco de rejeição ou alergias.

Os pessários (Fig. 4-7) são divididos em modelos de suporte e modelos oclusivos, sendo os modelos de suporte mais simples, de mais fácil manuseio e com menores riscos de complicações. Os pessários de suporte são: anel, anel com membrana, donut, shaatz, oval, hodge, gerung, gellhorn, entre outros.

Já os modelos oclusivos são modelos mais complexos, que irão realmente ocluir a vagina, causando maior compressão na parede vaginal, levando a maior risco de lesão da mucosa, necessitando de cuidado diário para permitir a vascularização local e prevenir possíveis complicações. Modelos como o cubo e inflatball são considerados oclusivos.

A escolha do modelo ideal dependerá do compartimento que está prolapsando, da gravidade e da sustentação vaginal que cada paciente apresenta; então, deveremos pensar sempre do modelo mais simples para o mais complexo.

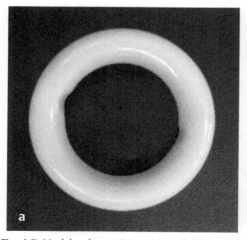 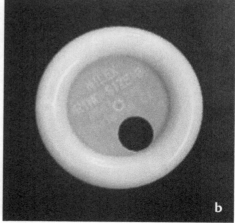

Fig. 4-7. Modelos de pessários . (**a**) Anel. (**b**) Anel com membrana. *(Continua.)*

PROLAPSO DOS ÓRGÃOS PÉLVICOS

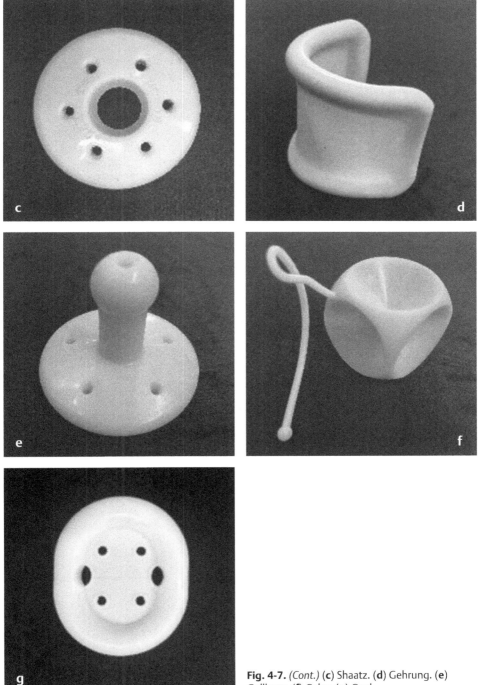

Fig. 4-7. *(Cont.)* (**c**) Shaatz. (**d**) Gehrung. (**e**) Gellhorn. (**f**) Cubo. (**g**) Oval

A medida é realizada com toque vaginal bidigital, que irá medir a distância da parede anteroposterior até sentir uma resistência e, em seguida, medir com o uso de uma régua ou um paquímetro que distância encontra durante o toque, como mostra a Figura 4-8.

Não há consenso na rotina de higienização e retirada dos pessários. Porém sabemos que a higienização dos pessários é feita de forma simples, apenas com água corrente e sabonete neutro, devendo ser feita orientação para que a paciente tenha autonomia para os cuidados do próprio pessário e a rotina de retirada e higienização. O tempo em que a paciente poderá permanecer com o pessário sem retirada dependerá o modelo escolhido. Os modelos oclusivos devem ser retirados e higienizados todos os dias, e os modelos de suporte podem ser removidos com intervalos de até um mês, de forma segura.[13]

O uso de estrogênio tópico, nas pacientes já menopausadas, mostra-se eficaz para diminuição do corrimento vaginal, diminuição da chance de erosão de parede vaginal e diminuição do sangramento vaginal, melhorando o tempo de uso dos pessários e a adaptação do organismo. É indicado utilizar de 2 a 3 vezes por semana, por, pelo menos, 3 meses.[14]

Em um estudo realizado com 127 mulheres que utilizavam pessários, observou-se que o pessário não afeta negativamente a qualidade de vida sexual dessas mulheres; ao contrário, melhorando os sintomas vaginais causados pelo prolapso, foi possível observar melhora na função sexual. Apenas é importante adaptar o modelo adequado para mulheres com vida sexual ativa.[15]

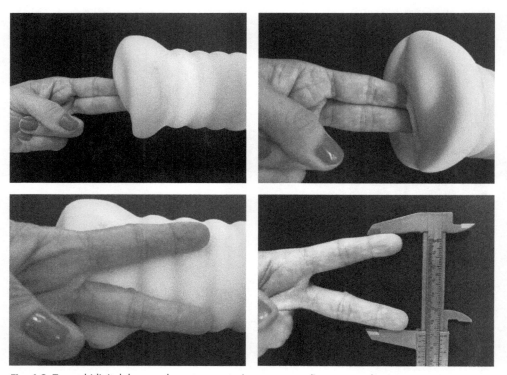

Fig. 4-8. Toque bidigital das paredes anteroposterior e mensuração com paquímetro.

As complicações causadas pelo uso dos pessários são principalmente ligadas a negligência dos cuidados necessários pela paciente, ou por negligência na escolha ou cuidado feito pelo profissional que indicou o uso. Em uma revisão sistemática, as principais complicações encontradas pelo uso dos pessários foram: corrimento vaginal, erosão, sangramento e odor. Observou-se que, em 397 mulheres que usavam pessário modelo anel, apenas 47 tiveram corrimento que precisou de tratamento, 40 tiveram erosão, 28 apresentaram sangramento e 23 relataram odor. Isso mostra que as complicações acontecem em uma minoria, apenas tomando todos as precauções adequadas desde a indicação até os cuidados diários.[16]

O pessário mostra-se uma forma segura e eficaz para o tratamento dos prolapsos dos órgãos pélvicos, e 82,7% das mulheres, com média de idade de 70 anos, conseguem administrar seu próprio pessário. Após 12 meses de utilização, 85% das mulheres consideram o uso como fácil ou muito fácil.[10]

A associação do treinamento dos músculos do assoalho pélvico à utilização dos pessários mostra-se mais eficaz para melhora dos sintomas típicos dos prolapsos e melhora dos sintomas vaginais. Sabemos que os músculos do assoalho pélvico são fundamentais para suporte dos órgãos pélvicos e terá papel de grande importância para sustentação do pessário dentro do canal vaginal.[17]

REFERÊNCIAS BIBLIOGRÁFICAS

1. Moore K, Dumoulin C, Bradley C, et al. Adult conservative management. In: Abrams P, Cardozo L, Khoury S, Wein AJ, editors. 5th International Consultation on Incontinence. 5th ed. Paris: ICUD-EAU ; 2013. p. 1101-227.
2. DeLancey JO, et al. The appearance of levator ani muscle abnormalities in magnetic resonance images after vaginal delivery. Obstet Gynecol. 2003;101(1):46-53.
3. Rodrigues AM, Oliveira LM, Martins KF, et al. Fatores de risco para o prolapso genital em uma população brasileira. Rev Bras Ginecol Obstet. 2009;31(1):17-21.
4. Mant J, Painter R, Vessey M. Epidemiology of genital prolapse: observations from the Oxford Family Planning Association Study. Br J Obstet Gynaecol. 1997;104(5):579-85.
5. Tineke F, Vergeldt M, Weemhoff M, et al. Kluivers. Int Urogynecol J. 2015;26:1559-73.
6. Rortveit G, et al. Symptomatic pelvic organ prolapse: prevalence and risk factors in a population-based, racially diverse co-hort. Obstet Gynecol. 2007;109(6):1396-403.
7. Haylen BT, Maher CF, Barber MD, et al. An International Urogynecological Association (IUGA)/International Continence Society (ICS) joint report on the terminology for female Pelvic Organ Prolapse (POP). Neurourol Urodyn. 2016;35(2):137-68.
8. Bump RC, Mattiasson A, Bo K, et al. The standardization of terminology of female pelvic organ prolapse and pelvic floor dysfunction. American Journal of Obstetrics. 1996;175(1):10-7.
9. Baden WF, Walker TA, Lindsday HJ. The vaginal profile. Tex Med J. 1968,64:56-8.
10. Abrams P, Cardozo L, Wagg A, Wein A. 6th International Consultation on Incontinence, Tokyo, September. 2016.
11. Panman CM, Wiegersma M, Kollen BJ, Berger MY, Lisman-van Leeuwen Y, Vermeulen KM, Dekker JH. Effectiveness and cost-effectiveness of pessary treatment compared with pelvic floor muscle training in older women with pelvic organ prolapse: 2-year follow-up of a randomized controlled trial in primary care. Menopause. 2016 Dec;23(12):1307-1318.
12. Bugge C, Adams EJ, Gopinath D, et al. Pessaries (mechanical devices) for managing pelvic organ prolapse in women. Cochrane Database of Systematic Reviews. 2020;11:CD004010.
13. Bugge C, et al. Pessaries (mechanical devices) for managing pelvic organ prolapse in women. Cochrane Database of Systematic Review. 2013(2):CD004010.

14. Dessie SG, Armstrong K, Modest AM, et al. Effect of vaginal estrogen on pessary use. Int Urogynecol J. 2016;27(9):1423-9.
15. Meriwether KV, et al. Sexual function and pessary management among women using a pessary for pelvic floor disorders. J Sex Med. 2015;12(12):2339-49.
16. Abdulaziz M, et al. An integrative review and severity classification of complications related to pessary use in the treatment of female pelvic organ prolapse. CUAJ. 2015;9:5-6.
17. Panman CM, Wiegersma M, Kollen BJ, et al. Effects of pelvic floormuscle training and pessary treatment in women ≥ 55 years with an advanced pelvic organ prolapse. Int Uro gynecol J. 2014;25(1):S1-S240-S79.

DISFUNÇÕES SEXUAIS FEMININAS

CAPÍTULO 5

Izabela Lopes Mendes

INTRODUÇÃO

A sexualidade humana é complexa e multifatorial, e depende da integração de fatores psicológicos, relacionais, biológicos e socioculturais. Segundo a Organização Mundial da Saúde (OMS), a sexualidade feminina é um importante componente de saúde das mulheres e um direito humano, com influência sobre a qualidade de vida.[1]

A disfunção sexual feminina engloba um grupo heterogêneo de transtornos vivenciados pela mulher devido a alterações em seu comportamento sexual habitual que dificultam a capacidade em responder sexualmente ou de sentir prazer sexual, o que diminui uma ou mais fases do ciclo sexual.[2]

A disfunção sexual feminina pode ser avaliada com questionamentos se a paciente é sexualmente ativa ou tem alguma queixa relacionada com as fases do ciclo sexual, como excitação, orgasmo ou dor na atividade sexual, que pode estar relacionada com o baixo contentamento, insatisfação no relacionamento, fadiga, estresse, entre outros fatores.[3]

Devido à sua etiologia multifatorial, a abordagem multidisciplinar é necessária para o tratamento das disfunções sexuais, e a reabilitação do assoalho pélvico é parte importante desta abordagem com o objetivo principal de normalizar a hiperatividade, cessar os quadros de dor e aumentar a força dos músculos do assoalho pélvico. Estes objetivos podem ser alcançados por meio de técnicas manuais, como a liberação miofascial e a massagem intravaginal, o uso de *biofeedback*, o treinamento dos músculos do assoalho pélvico e as modalidades de eletrofototermoterapia – por exemplo, estimulação elétrica funcional (FES), estimulação elétrica transcutânea (TENS) e fotobiomodulação.[4]

RESPOSTA DO CICLO SEXUAL FEMININO

Existem vários modelos teóricos que descrevem a resposta sexual feminina, sendo o primeiro descrito na década de 1960, por Masters-Johnson, o qual afirmou que a resposta sexual progride previsivelmente e linearmente da excitação ao platô, orgasmo e resolução, sendo a resposta física dos órgãos genitais o foco principal defendido neste modelo. Na década de 1970, Helen Singer Kaplan, uma psicóloga e terapeuta sexual, modificou o modelo de Masters-Johnson após observar problemas com o desejo sexual, denotando a importância do desejo para a resposta sexual, e, deste modo, o modelo foi alterado para três fases: desejo, excitação e orgasmo.[5]

Em 2000, a pesquisadora Rosemary Basson e colaboradores propuseram um modelo circular de resposta sexual feminina com várias características distintas. Primeiro, o desejo espontâneo ou impulso sexual por parte da mulher nem sempre é o ponto de partida da atividade sexual, em vez disso, o desejo pode resultar de sentimentos de intimidade emocional com o parceiro, que leva a mulher a buscar estimulação sexual ou ser mais receptiva a estimulação sexual iniciada pelo parceiro. O segundo ponto é que este modelo enfatiza que os estímulos sexuais precedem a excitação física e o desejo, e a excitação sexual e o desejo frequentemente ocorrem de forma simultânea, o que contrasta com o modelo de Masters-Johnson-Kaplan, no qual o desejo sempre precede a excitação. Os autores sugerem que os conceitos de desejo, representado pelo interesse ou a necessidade de atividade sexual, e a excitação, representada pelo prazer sexual, são difíceis de distinguir, e, desta forma, reconhecem que tanto a satisfação física quanto emocional é resultante do envolvimento na atividade sexual. Esta satisfação física e emocional pode levar a uma maior intimidade emocional, que consequentemente gera maior receptividade e busca por estímulos sexuais, e, desta forma, denominou-se como modelo circular.[5,6]

Segundo a literatura, ambos os modelos são importantes para as mulheres, profissionais da saúde e pesquisadores, pois o modelo Masters-Johnson-Kaplan é importante para conceituar os aspectos físicos da função e disfunção sexual, enquanto o modelo Basson é importante para entender a interação dos aspectos emocionais, interpessoais e físicos relacionados com a resposta sexual feminina.[5]

Segundo Calabrò *et al.*, em 2019, o desejo sexual ou libido é definido como a presença de pensamentos sexuais, fantasias e motivação para o envolvimento, que pode ser influenciado por atitudes, humor e oportunidade com o parceiro, por exemplo. A excitação está diretamente relacionada com o desejo sexual, a qual é definida de forma subjetiva pelo relato de **sentir-se sexualmente excitada** e definida fisiologicamente pela vasocongestão genital e tumescência.[7]

Na fase de excitação, é considerável o aumento na taxa cardíaca e respiratória, assim como pressão arterial e o rubor sexual, causado pela vasocongestão da pele, que desaparece após orgasmo. O orgasmo é o ápice da excitação, ou seja, fase de conclusão da fase de platô, caracterizado pela rápida contração muscular espasmódica dos músculos pélvicos seguida por uma sensação eufórica e um incremento na frequência cardíaca.[8]

DISFUNÇÕES SEXUAIS

A disfunção sexual feminina é caracterizada por dificuldades persistentes ou recorrentes em uma ou mais fases da resposta sexual, ou seja, desejo, libido, excitação, orgasmo e resolução. As disfunções sofrem influências por fatores biológicos, comportamentais, psicológicos e socioculturais, por exemplo, gestação, menopausa, estresse, transtornos de humor, alterações de imagem corporal e autoestima, idade, relacionamentos pessoais, incluindo a satisfação com o parceiro e o desempenho social, doenças crônicas e tratamento oncológico.[9,10]

As disfunções sexuais podem ser classificadas como desejo sexual hipoativo, dispareunia e transtorno orgástico e excitação, conforme resumidas no Quadro 5-1.[10]

O transtorno do desejo sexual hipoativo é definido pela Associação Psiquiátrica Americana como diminuição ou ausência persistente ou recorrente do desejo em participar de atividade sexual, que é acompanhada por acentuado sofrimento pessoal ou dificuldade interpessoal.[2,11]

Segundo a literatura, o transtorno do desejo hipoativo é resultado da redução geral nos sinais de excitação sexual, aumento nos sinais de inibição sexual ou a combinação de ambos os fatores, e a testosterona é importante neste contexto por ser crucial para iniciar as atividades sexuais e promover o desejo e comportamento sexual, além de desempenhar

Quadro 5-1. Classificação dos Transtornos Sexuais Femininos

Fases do ciclo sexual	Tipo de transtornos
Desejo	Transtorno de interesse/excitação sexual feminina; transtorno do desejo sexual hipoativo
Excitação	Transtorno de excitação sexual feminina
Orgasmo	Transtorno orgástico feminino, anorgasmia
Dor	Dor genitopélvica/distúrbio de penetração, vaginismo

a função de regulação da fisiologia clitoriana e da vagina, que facilitam a lubrificação genital, a sensação e o ingurgitamento. O estrogênio, por outro lado, associa-se aos quadros de dispareunia e alterações de mucosa vulvovaginal, que também contribuem para a diminuição do desejo sexual feminino.[12]

Acredita-se que o transtorno do desejo hipoativo ocorre devido ao desequilíbrio entre as vias inibitórias e excitatórias envolvidas na resposta sexual e no comportamento cerebral, sendo a testosterona, o estrogênio, a progesterona, a dopamina e a norepinefrina excitatórios do desejo e da resposta sexual, e a serotonina, a prolactina e os opioides considerados inibitórios. Entretanto, outros fatores também podem influenciar no desejo hipoativo, como aspectos psicossociais, que envolvem a satisfação do relacionamento, a autoimagem, experiências anteriores, o envelhecimento, a menopausa, comorbidades, como diabetes e hipertensão, ou uso de fármacos que tem como alvo estes neurotransmissores e hormônios.[13]

Segundo Hamzehgardeshi *et al.*, em 2020, o desejo sexual é um fenômeno multifatorial e multidimensional que difere entre os indivíduos devido aos valores culturais que estão envolvidos, e estes precisam ser abordados na consulta. Por exemplo, mulheres com transtorno de desejo hipoativo apresentam fatores biológicos, psicológicos, sexuais e sociais envolvidos, com relatos de maior insatisfação sexual e conjugal, frustação, raiva, baixa autoestima e perda de feminilidade.[14]

A disfunção de excitação refere-se à falta ou dano à excitação sexual gerada por lesões orgânicas na genitália feminina, que se manifestam com a diminuição da sensibilidade, congestão vaginal, dificuldades no relaxamento, maciez do tecido, além de hiperemia clitoriana e inchaço. A excitação vaginal está relacionada com a regulação neurovascular que envolve neurotransmissores, substâncias vasoativas e hormônios, e, desta forma, fatores como menopausa e lesões no parto são possíveis fatores causais.[15]

A dispareunia é a dor sentida durante ou após o ato sexual, a qual pode ser classificada como superficial em mulheres que apresentam dor na entrada vaginal, geralmente devido a inflamação do introito vaginal, atrofia urogenital, lubrificação inadequada, vaginismo ou vulvodínia, ou classificada como profunda, a qual ocorre, por exemplo, devido a cistite intersticial, endometriose profunda, anormalidades estruturais ou anatômicas, como a retroversão uterina. Outra classificação é a dispareunia primária, associada à dor no início da vida sexual, e a dispareunia secundária, quando surge de forma tardia.[16]

Ressalta-se que as condições que geram dispareunia podem causar vaginismo, condição clínica definida como espasmos frequentes ou contínuos da vagina e da musculatura do assoalho pélvico que dificultam ou impedem a penetração vaginal, caracterizando-se como hipertonia muscular do assoalho pélvico. Estes fatores contribuem no desenvolvimento de transtorno orgástico funcional secundário e fazem com que as mulheres evitem relação sexual.[16,17]

No estudo de Wahl *et al.*, em 2020, os autores descreveram achados importantes de caracterização da experiência física relacionada com a dispareunia. Entre os achados, o padrão de respostas indica que a dispareunia foi relatada tanto na abertura vaginal como na pelve, a dor relatada na abertura começou com a penetração inicial e apresentou uma natureza de puxão, queimação ou picada, e a dor na pelve foi relatada com a penetração profunda ou algumas posições, com características agudas, doloridas, cólicas e dor em facada. Na prática clínica, o achado de dor pélvica com penetração profunda pode-se correlacionar com a endometriose, e a dor no início da penetração é sugestiva de disfunções da musculatura do assoalho pélvico ou vestibulodínia provocada.[18]

É importante considerar que o vaginismo pode ser secundário à dispareunia; portanto, na quinta publicação do Manual Diagnóstico e Estatístico de Transtornos Mentais (DSM-5), estes termos foram integrados na mesma categoria diagnóstica como transtorno de dor/penetração genitopélvica. O diagnóstico requer o relato de, pelo menos, um dos seguintes critérios: dificuldades persistentes ou recorrentes com a penetração vaginal durante a relação sexual; dor vulvovaginal ou pélvica acentuada durante a relação sexual vaginal ou tentativas de penetração; medo ou ansiedade acentuada sobre dor vulvovaginal ou pélvica em antecipação, durante ou em resposta a penetração vaginal; e a tensão ou aperto acentuado dos músculos do assoalho pélvico durante a tentativa de penetração vaginal. Alguns critérios adicionais são importantes no questionamento, como presença de sintomas por, pelo menos, 6 meses, presença de sofrimento e outros sintomas associados, problemas de relacionamento e aqueles não associados aos efeitos de substâncias ou outras condições médicas.[19]

AVALIAÇÃO E TRATAMENTO FISIOTERAPÊUTICO

É importante criar um ambiente seguro e acolhedor para a discussão junto a mulher sobre sua sexualidade, e este cuidado abrange evitar julgamentos morais, religiosos, uso de termos neutros que não remetam sobre comportamento ou orientação sexual, reconhecendo que, em algumas situações, esta discussão pode ser desconfortável para a mulher e para o fisioterapeuta.[17]

Ao realizar a anamnese, é importante questionar sobre a história clínica pregressa (por exemplo, gestações, lacerações, abuso sexual), os sintomas psicológicos, condições médicas atuais, além de solicitar a descrição detalhada sobre as características de dor com informações sobre a localização, intensidade e duração da dor, assim como os sintomas relacionados com outros órgãos (bexiga, intestino, sistema musculoesquelético) e comportamentos sexuais que geram dor.

Segundo Faubion e Rullo, em 2015, a dor sexual com penetração vaginal profunda sugere o envolvimento musculoesquelético, e pode ser descrita como dor pélvica profunda associada à atividade sexual, dor irradiada para parte inferior das costas ou região interna da coxa, ou dor persistente por algum tempo após penetração.[20]

Goldstein *et al.*, em 2021, relataram que a paciente deve ser questionada sobre o histórico de trauma sexual na infância ou na vida adulta, como foi o entendimento sobre sexo durante o crescimento e as crenças sexuais enraizadas ou mensagens de vergonha relacionadas com o sexo. Outro ponto importante é avaliar como as cognições e emoções da paciente influenciam nos sintomas, e como estes sintomas interferem nas atividades diárias, por exemplo, a catastrofização ou o nível de ansiedade.[21]

Mulheres com disfunções sexuais geralmente apresentam ansiedade relacionada com o exame ginecológico; portanto, é importante explicar detalhadamente a importância do exame físico e como ele pode auxiliar no diagnóstico e tratamento da disfunção. Nesta fase, o fisioterapeuta pode oferecer um espelho para a mulher acompanhar o exame físico, que é um excelente recurso utilizado para a educação em saúde sexual por meio de orientações sobre a anatomia e a localização das áreas de dor.

É importante ressaltar que a educação em saúde sexual tem um papel importante no processo de reabilitação, podendo abordar sobre a anatomia e a função do assoalho pélvico, assim como orientar sobre o autocontrole da atividade destes músculos, ensinando a mulher relaxar e contraí-los quando necessário.

Na inspeção da genitália externa, é importante observar atrofia, descoloração, eritema, infecções, traumas e lesões. Na sequência, inicia-se o toque vaginal, primeiramente com um único dedo lubrificado do terapeuta, que foca na avaliação do estreitamento do introito vaginal e dor à palpação, e, consequentemente, se bem tolerado pela paciente, o terapeuta evolui com o uso de dois dedos, de forma lenta e gradual, realizando a palpação em 360 graus do canal vaginal para avaliação da musculatura do assoalho pélvico, que envolve os músculos levantadores do ânus, obturadores e piriforme.

Sabe-se que o aumento do tônus muscular de repouso da musculatura do assoalho pélvico contribui no desenvolvimento e persistência das queixas sexuais. A hipertonicidade do assoalho pélvico pode estar associada à diminuição da vasocongestão vaginal com consequente diminuição da excitação genital, menor lubrificação e aumento nos quadros de dor na penetração.[19]

Desse modo, é importante realizar a avaliação manual do tônus muscular intravaginal por meio do relógio perineal. Por exemplo, o tônus pubococcígeo pode ser avaliado pela aplicação de pressão manual para produzir deformação das fibras musculares nas posições 6:00, 9:00 e 3:00 conforme relógio perineal, sendo as avaliações às 3:00 e 9:00 para mensurar o tônus pubococcígeo direito e esquerdo, e, na posição 6:00, deve-se considerar influências fibrosas do centro tendíneo, espessura retal e possível proteção contra o desconforto da pressão retal.[22] Na posição 12 h, pode-se avaliar a inserção dos músculos isquiocavernoso e bulbocavernoso; na posição de 1 h, o músculo isquiocavernoso; às 2 h e 10 h, o músculo bulbocavernoso; às 3 h e 9 h, o músculo transverso superficial e, às 5 h e 7 h, o músculo isqueococcígeo.[23]

Os sintomas de secura vaginal incluem sensações de queimação, coceira e atrito. Desta forma, orientar a mulher sobre o uso de hidratantes e lubrificantes sexuais é fundamental, pois, para muitas mulheres, não são familiares no uso para controle da dispareunia e secura vaginal, sendo importante aconselhar sobre a escolha de produtos com o mínimo de aditivos, como parabenos, glicerina ou propilenoglicol, evitando-se fatores irritativos.[24]

Fernández-Pérez e colaboradores, em 2023, realizaram uma revisão sistemática e metanálise sobre a eficácia das intervenções de fisioterapia em mulheres com dispareunia. Os autores afirmaram que as intervenções multimodais descritas no estudo geraram melhorias significativas na dor, função sexual, sofrimento sexual, gravidade da dispareunia, função e contratilidade perineal e ansiedade, resultados estes presentes até seis meses após intervenções nos domínios de dor, sofrimento, desejo e satisfação sexual. Segundo os autores, os recursos citados no processo de reabilitação foram as técnicas de estimulação elétrica nervosa transcutânea (TENS) com sonda intravaginal a 110 Hz, pulsos de 80 ms e intensidade tolerável pela paciente; liberação miofascial de pontos gatilhos da região diafragmática, abdominal, piriforme e psoas-ilíaco; massagem intravaginal (massagem de Thiele); alongamento perineal; treinamento dos músculos abdominopélvicos e treinamento da musculatura de assoalho pélvico com *biofeedback*. Outras abordagens também foram citadas, como as oficinas de educação em saúde, responsáveis por orientar sobre a fisiopatologia e o manejo da disfunção, assim como o uso de hidratantes e lubrificantes. Outra técnica empregada são os exercícios de alongamento autoperineal associados ao uso de dilatadores vaginais em domicílio.[25]

Segundo a literatura, as mulheres devem ser encorajadas a discutir seus pensamentos e experiências relativas à atividade sexual, assim como realizar exercícios domiciliares para melhorar sua autoconsciência e identificar os pensamentos disfuncionais. As tarefas de casa podem ser exploradas com exercícios, como, por exemplo, o uso do espelho para visualização da sua própria imagem corporal com o intuito de reestruturar sua autoimagem e autopercepção; o banho para o registro de sensações prazerosas e pensamentos subjacentes; a orientação sobre a visualização da genitália para identificar conceitos sobre autoimagem e funções sexuais, com o objetivo de gerar discussões sobre anatomia e fisiologia da resposta sexual, e permitir respostas a perguntas pertinentes e crenças disfuncionais; a manipulação genital para identificar e validar sentimentos para melhora da autoconsciência; e exercícios de habilidades para melhorar a comunicação e intimidade do casal sem a pressão do desempenho sexual.[26]

QUALIDADE DE VIDA

As disfunções sexuais são complexas e envolvem uma série de determinantes físicos, interpessoais e psicológicos, que causam sofrimento pessoal grave e problemas de relacionamento, assim como piora da autoestima, confiança, depressão, ansiedade, limitações ou evitação de relações sexuais devido a dor e medo, fatores estes que geram influência negativa sobre a qualidade de vida.[27]

O conceito de qualidade de vida está relacionado com a percepção da mulher sobre o seu estado de saúde, que pode ser representado por domínios ou dimensões nos questionários. Desta forma, a avaliação da qualidade de vida é fundamental para entender a influência sobre diversos aspectos de vida da paciente.

O Índice de Função Sexual Femina é um instrumento utilizado mundialmente para avaliação das disfunções sexuais femininas. É um questionário padronizado para avaliar a função sexual feminina, que é dividido em 6 domínios constituídos por 19 questões, sendo eles: desejo sexual, excitação, lubrificação, orgasmo, satisfação sexual e dor. Cada item do questionário é pontuado de 1 a 5, e a pontuação 0 representa o relato sem atividade sexual. Uma pontuação final é adicionada para cada domínio, e um fator de domínio é utilizado com base no número de questões que resulta em uma pontuação total do FSFI variando de 1,2 a 36 pontos, em que uma pontuação de 26,55 ou menos indica problemas sexuais significativos.[28]

Portanto, o uso de questionários tem importante papel na avaliação das disfunções sexuais femininas, pois transformam medidas subjetivas em dados objetivos, quantificáveis e uma análise e interpretação fundamental no entendimento da condição da mulher. Alguns questionários autoadministrados são utilizados como ferramentas de avaliação em ensaios clínicos e de investigação epidemiológica.

REFERÊNCIAS BIBLIOGRÁFICAS

1. Scavello I, Maseroli E, Di Stasi V, Vignozzi L. Sexual health in menopause. Medicina (Kaunas). 2019;55(9):559.

2. Dutra da Silva GM, Rolim Rosa Lima SM, Reis BF, et al. Prevalence of hypoactive sexual desire disorder among sexually active postmenopausal women with metabolic syndrome at a public hospital clinic in Brazil: A cross-sectional study. Sex Med. 2020;8(3):545-53.
3. Amin MA, Mozid NE, Ahmed SB, et al. Status of female sexual dysfunction among postmenopausal women in Bangladesh. BMC Women's Health. 2022;22(1):401.
4. Ghaderi F, Bastani P, Hajebrahimi S, et al. Pelvic floor rehabilitation in the treatment of women with dyspareunia: a randomized controlled clinical trial. Int Urogynecol J. 2019;30(11):1849-55.
5. Thomas HN, Thurston RC. A biopsychosocial approach to women's sexual function and dysfunction at midlife: A narrative review. Maturitas. 2016;87:49-60.
6. Basson R. The female sexual response: a different model. J Sex Marital Ther. 2000;26(1):51-65.
7. Calabrò RS, Cacciola A, Bruschetta D, et al. Neuroanatomy and function of human sexual behavior: A neglected or unknown issue? Brain Behav. 2019;9(12):e01389.
8. Lorenz TK. Interactions between inflammation and female sexual desire and arousal function. Curr Sex Health Rep. 2019;11(4):287-99.
9. Milić Vranješ I, Jakab J, Ivandić M, et al. Female sexual function of healthy women in Eastern Croatia. Acta Clin Croat. 2019;58(4):647-54.
10. Rodrigues Guedes TS, Gonçalves Guedes MBO, Santana RC, et al. Sexual dysfunction in women with cancer: A systematic review of longitudinal studies. Int J Environ Res Public Health. 2022;19(19):11921.
11. Simon JA, Clayton AH, Kim NN, Patel S. Clinically meaningful benefit in women with hypoactive sexual desire disorder treated with flibanserin. Sex Med. 2022;10(1):100476.
12. Ronghe V, Pannase K, Gomase KP, Mahakalkar MG. Understanding Hypoactive Sexual Desire Disorder (HSDD) in women: Etiology, diagnosis, and treatment. Cureus. 2023;15(11):e49690.
13. Pesantez GSP, Clayton AH. Treatment of hypoactive sexual desire disorder among women: General considerations and pharmacological options. Focus (Am Psychiatr Publ). 2021;19(1):39-45.
14. Hamzehgardeshi Z, Malary M, Moosazadeh M, et al. Socio-demographic determinants of low sexual desire and hypoactive sexual desire disorder: a population-based study in Iran. BMC Women's Health. 2020;20(1):233.
15. Li G, Yu P, Hu Y, et al. Establishment of rat model of female genital sexual arousal disorder. Sex Med. 2022;10(4):100530.
16. Mosca L, Riemma G, Braga A, et al. Female sexual dysfunctions and urogynecological complaints: A narrative review. Medicina (Kaunas). 2022;58(8):981.
17. Hill DA, Taylor CA. Dyspareunia in women. Am Fam Physician. 2021;103(10):597-604.
18. Wahl KJ, Imtiaz S, Lisonek M, et al. Dyspareunia in their own words: A qualitative description of endometriosis-associated sexual pain. Sex Med. 2021;9(1):100274.
19. Dias-Amaral A, Marques-Pinto A. Female genito-pelvic pain/penetration disorder: Review of the related factors and overall approach. Rev Bras Ginecol Obstet. 2018;40(12):787-93.
20. Faubion SS, Rullo JE. Sexual dysfunction in women: A practical approach. Am Fam Physician. 2015;92(4):281-8.
21. Goldstein I, Komisaruk BR, Pukall CF, et al. International Society for the Study of Women's Sexual Health (ISSWSH) review of epidemiology and pathophysiology, and a consensus nomenclature and process of care for the management of Persistent Genital Arousal Disorder/Genito-Pelvic Dysesthesia (PGAD/GPD). J Sex Med. 2021;18:665-97.
22. Fonteyne L, Guinois-Côté S, Perugino L, et al. Interrater reliability among novice raters in the assessment of pelvic floor muscle tone using the reissing tone scale. Physiother Can. 2021;73(4):313-21.
23. Marques AA, Silva MPP, Amaral MTP. Tratado de fisioterapia em saúde da mulher. São Paulo: Roca; 2011.
24. Arthur SS, Dorfman CS, Massa LA, Shelby RA. Managing female sexual dysfunction. Urol Oncol. 2022;40(8):359-65.

25. Fernández-Pérez P, Leirós-Rodríguez R, Marqués-Sánchez MP, et al. Effectiveness of physical therapy interventions in women with dyspareunia: a systematic review and meta-analysis. BMC Women's Health. 2023;23(1):387.
26. Lerner T, Bagnoli VR, de Pereyra EAG, et al. Cognitive-behavioral group therapy for women with hypoactive sexual desire: A pilot randomized study. Clinics (Sao Paulo). 2022;77:100054.
27. Tański W, Dudek K, Tomasiewicz A, Świątoniowska-Lonc N. Sexual dysfunction and quality of life in patients with rheumatoid arthritis. Int J Environ Res Public Health. 2022;19(5):3088.
28. Sood R, Kuhle CL, Thielen JM, et al. Association of mindfulness with female sexual dysfunction. Maturitas. 2022;161:27-32.

DOR PÉLVICA CRÔNICA

Laíse Veloso • Bianca Bispo dos Santos

INTRODUÇÃO

Ainda, hoje, não há consenso na literatura científica sobre a definição do que é dor pélvica crônica (DPC). O Colégio Americano de Ginecologia e Obstetrícia (ACOG) define a DPC como uma síndrome dolorosa que se origina nos órgãos e estruturas pélvicas, com duração superior a 6 meses.[1] Essa divergência na definição dificulta significativamente o diagnóstico e dificulta a compreensão epidemiológica da DPC e dos impactos que ela pode causar.[2]

A grande maioria das definições, assim como a do ACOG, irá definir a DPC de acordo com a localização da dor e do tempo de duração. Uma das mais utilizadas é que a DPC em mulheres é caracterizada por uma dor persistente, não cíclica, percebida nas estruturas pélvicas e com duração maior que 6 meses.[3] Já a Classificação Internacional de Doenças (CID) 2011 estabelece um período mínimo de 3 meses.[4]

Além do tempo, existe a classificação de acordo com a origem da dor, sendo primária aquela que surge por fatores biológicos, psicológicos e sociais, e secundária a que surge após alguma condição musculoesquelética, ginecológica, doença oncológica, pós-cirurgia, entre outros fatores.[5] A causa nem sempre é clara e geralmente está associada a uma complexa interação entre os sistemas gastrointestinal, ginecológico, urinário, musculoesquelético e neurológico.[6]

A DPC pode ser sentida nas regiões suprapúbica, inguinal, uretral, perineal e/ou na região do clitóris, no reto e na lombar. Está associada a prejuízo da saúde mental e sexual, além de impactos negativos socialmente e no trabalho.[5] É comum que pessoas com DPC tenham um histórico de sofrimento psíquico importante por essa condição, que tem tratamento complexo, longo e que muitos profissionais de saúde ainda não têm conhecimento, causando mais sofrimento à pessoa. Além disso, a DPC está fortemente associada a sintomas de ansiedade e depressão.[7]

PREVALÊNCIA

É um problema de saúde pública em todo o mundo, afetando homens e mulheres de todas as idades.[8] A prevalência em mulheres com DPC é alta e pode variar de acordo com a região. Estima-se que 14-24% das mulheres em idade reprodutiva sofre com a DPC e que 14% das mulheres sofrerão com a dor pélvica em algum momento da vida.[8] No Brasil, a prevalência em mulheres varia de 11,5-19%.[9]

FATORES DE RISCO

Alguns fatores contribuem para que uma pessoa tenha a DPC. São eles: dor menstrual em pessoas com menos de 30 anos, índice de massa corporal maior que 20, menarca antes dos 12 anos, ciclo menstrual irregular e sangramento menstrual longo, histórico de tensão pré-menstrual, histórico de doença pélvica inflamatória, histórico de cirurgia cesárea anterior, mulheres com histórico de abuso sexual e histórico com álcool, tabagismo e drogas.[10]

ETIOLOGIA

A causa da DPC não está totalmente esclarecida e os antecedentes à dor crônica podem ser múltiplos (Quadro 6-1).[11] Pode ser de origem ginecológica, intestinal, urológica, visceral, entre outros fatores. Sabe-se que existe uma influência do mecanismo de sensibilização central, que é um mecanismo do sistema nervoso central que o torna mais sensível à dor, transformando-a em uma experiência crônica.[12]

Isso porque o estímulo doloroso repetidamente ou prolongado nos nociceptores acaba por reduzir o seu limiar de ativação, causando uma sensibilidade aumentada, conhecida como sensibilização periférica. Uma vez ativados, os próprios nociceptores podem facilitar a sensibilização pela secreção de neuropeptídeos como substância P. Essas substâncias induzem vasodilatação, aumentam a permeabilidade vascular local e ativam células imunológicas, causando inflamação. Mudanças também ocorrem ao longo da periferia.

Quadro 6-1. Causas da Dor Pélvica Crônica[11]

Fatores ginecológicos	Fatores gastrointestinais
■ Endometriose ■ Adenomiose ■ Miomatose uterina ■ Malignidade ■ Doença inflamatória pélvica crônica ■ Vulvodinia ■ Prolapso de órgão pélvico	■ Síndrome do intestino irritável ■ Doença inflamatória intestinal ■ Constipação crônica ■ Doença celíaca ■ Hérnia abdominal ■ Câncer colorretal ■ Proctalgia fugaz
Fatores urológicos	**Fatores musculoesqueléticos**
■ Síndrome da bexiga dolorosa ■ Cistite recorrente ou crônica ■ Urolitíase recorrente ou crônica ■ Câncer de bexiga ■ Divertículo uretral ■ História de cirurgia uroginecológica prévia	■ Síndrome da dor miofascial da parede abdominal e/ou assoalho pélvico ■ Disfunção do assoalho pélvico ■ Coccigodinia ■ Síndrome do piriforme ■ Transtorno da dor genitopélvica/penetração ■ Lesão musculoesquelética da coluna vertebral e/ou pelve
Fatores neurológicos	**Fatores psicológicos**
■ Compressões nervosas do nervo hipogástrico e/ou genitofemoral ■ Neuralgia do nervo pudendo ■ Herpes-zóster ■ Síndromes de dor crônica e fadiga associadas à sensibilização central, como fibromialgia	■ Depressão ■ Ansiedade ■ História de abuso e/ou trauma

Terminais de nociceptores permitem maior sensibilização, como a adição de novos receptores à membrana celular e o aumento da expressão dos receptores existentes. Mecanismos como alodinia e hiperalgesia podem ocorrer simultaneamente.[13] Outros fatores também podem contribuir para a cronificação da dor pélvica, como a memória da dor e a catastrofização da dor.

SÍNDROME DA DOR MIOFASCIAL NA DPC

Na grande maioria dos casos de DPC, há uma interação da dor com os músculos pélvicos, principalmente assoalho pélvico e músculos adjacentes. Há frequentemente o aumento do tônus muscular e pontos-gatilho, e, comumente, isso é passado despercebido pelos profissionais.[14]

ASSOALHO PÉLVICO E DPC

Grande parte das mulheres com DPC apresenta alteração da musculatura do assoalho pélvico, tendo o assoalho pélvico tensionado. O assoalho pélvico com aumento do tônus é um músculo que, além de ter pontos-gatilho e espasmos, como citado anteriormente, têm sua atividade aumentada, sendo um músculo incapaz de realizar um relaxamento adequado. Sendo assim, mulheres com DPC, na sua maioria, possuem dificuldade de relaxar completamente estes músculos e isso também por medo e antecipação à dor. A antecipação da dor intensifica esse problema. Esse processo de forma repetitiva e prolongada contribui para cada vez que o assoalho pélvico é recrutado para contrair ou realizar o alongamento da penetração vaginal, por exemplo, o ponto de gatilho ativo é ativado, intensificando ainda mais a dor. Consequentemente, ao urinar, evacuar ou durante relações sexuais, o assoalho pélvico tensionado gera ou agrava a dor, perpetuando um ciclo vicioso, contribuindo ainda mais para o estado de hipervigilância, catastrofização da dor e, consequentemente, reforçando o mecanismo de sensibilização central.[14,15]

DIAGNÓSTICO

O principal critério diagnóstico da DPC é a história clínica. Além de coletar o histórico de um paciente com dor pélvica, é importante abordar a função de todos os órgãos na área pélvica. Os seguintes itens certamente devem ser abordados: função do trato urinário inferior, função anorretal, função sexual, itens ginecológicos, presença de dor e aspectos psicossociais.[4]

O exame físico deve acompanhar a avaliação diagnóstica para confirmar ou refutar as impressões iniciais obtidas da história, principalmente exame ginecológico e/ou retal. É necessário avaliar se há presença da síndrome miofascial, avaliar a musculatura abdominal e a musculatura de assoalho pélvico em busca de pontos-gatilho e aumento de tensão; isso deve ser realizado por um fisioterapeuta especializado. Sensibilidade cutânea por meio de dermátomos deve ser um item importante no exame físico com a finalidade de avaliar presença de hiperalgesia e/ou alodinia.[4]

Exames de imagem, como ultrassom e ressonância magnética, podem ser solicitados a fim de verificar presença de doenças como endometriose.[4]

Testes de qualidade de vida, ansiedade e depressão podem auxiliar no diagnóstico, já que não há validado, no Brasil, até então, um questionário próprio para avaliar a dor pélvica crônica.[10]

TRATAMENTO DA DOR PÉLVICA CRÔNICA

O tratamento deve ser abordado por uma equipe multidisciplinar, com base em um modelo biopsicossocial, justamente por ser uma condição de causa multifatorial e que traz prejuízo grave à qualidade de vida desta pessoa. É preciso investigar o fator desencadeante inicial que levou ao desenvolvimento da dor pélvica crônica para um tratamento mais eficaz.

Uma abordagem conservadora para o manejo da dor pélvica crônica envolve uma combinação de intervenções farmacológicas e não farmacológicas. A educação do paciente sobre a natureza da dor e a identificação de fatores agravantes é fundamental. A fisioterapia pélvica desempenha um papel crucial no tratamento das disfunções musculares e na função de assoalho pélvico. Terapias complementares, como acupuntura, podem auxiliar no controle da dor. Além disso, a adoção de uma dieta equilibrada, ajuste de rotina e o uso de medicamentos, quando indicados, completam o arsenal terapêutico. É essencial pensar na individualidade de cada um para o tratamento, considerando as necessidades e preferências de cada paciente.[16]

REFERÊNCIAS BIBLIOGRÁFICAS

1. ACOG Practice Bulletin. Chronic pelvic pain. Obstetrics & Gynecology. 2020;135(3):e98-e109.
2. Williams RE, Hartmann KE, Steege JF. Documenting the current definitions of chronic pelvic pain: Implications for research. Obstetrics & Gynecology. 2004;103(4):686-91.
3. Nicolson K, Gillespie G. Chronic pelvic pain in women. PubMed (nih.gov). 2022;15(4).
4. Rebello TJ, Reed GM, Saxena S. Organization, W.H. International Classification of Diseases (11th Revision). 2018.
5. Allaire C, Yong PJ, Bajzak K, Jarrell J, Lemos N, Miller C, Morin M, Nasr-Esfahani M, Singh SS, Chen I. Guideline No. 445: Management of Chronic Pelvic Pain. J Obstet Gynaecol Can. 2024 Jan;46(1):102283. .
6. Stein SL. Chronic pelvic pain. Gastroenterology Clinics of North America. 2013;42(4):785-800.
7. Romão AP, Gorayeb R, Romão GS, et al. High levels of anxiety and depression have a negative effect on quality of life of women with chronic pelvic pain. International J Clin Practice. 2009;63(5):707-11.
8. Ahangari A, BSc PT. Prevalence of chronic pelvic pain among women: An updated review. Pain Physician. 2014;2/17(2-3):E141-E147.
9. Da Luz RA, de Deus JM, Valadares AL, Conde DM. Evaluation of sexual function in Brazilian women with and without chronic pelvic pain. J Pain Res. 2018;11:2761-7.
10. Zielińska Z, Nowak K, Olejarz Z, et al. Chronic pelvic pain syndrome among women - Challenge in diagnostics and management. Current literature review. J Educat Health Sport. 2024;55:170-84.
11. Ross V, Detterman C, Hallisey A. Myofascial Pelvic Pain: An Overlooked and Treatable Cause of Chronic Pelvic Pain. J Midwifery Womens Health. 2021 Mar;66(2):148-160. .
12. Cambitzi J. Chronic pelvic pain: Causes, mechanisms and effects. Nursing Standard [Online]. 2011;25(20):35-8.
13. Aredo J, Heyrana K, Karp B, et al. Relating chronic pelvic pain and endometriosis to signs of sensitization and myofascial pain and dysfunction. Sem Reproduct Med. 2017;35(01):088-097.
14. Kotarinos R. Myofascial pelvic pain. Current Pain and Headache Reports. 2012;16(5):433-8.
15. Messelink B, Benson T, Berghmans B, et al. Standardization of terminology of pelvic floor muscle function and dysfunction: Report from the pelvic floor clinical assessment group of the International Continence Society. Neurourology and Urodynamics. 2005;24(4):374-80.
16. Grinberg K, Sela Y, Nissanholtz-Gannot R. New insights about chronic pelvic pain syndrome (CPPS). International Journal of Environmental Research and Public Health. 2020;17(9):3005.

SÍNDROME GENITURINÁRIA DA MENOPAUSA

Laíse Veloso ▪ Bianca Bispo dos Santos

INTRODUÇÃO

Menopausa é a progressão natural da vida reprodutiva da mulher, quando ocorre falência ovariana com cessação da produção estrogênica pelo organismo feminino. A significativa redução de estrogênio circulante tem efeitos de longo alcance em todo corpo, incluindo cérebro, pele, cabelo, articulações e no sistema geniturinário.[1]

A síndrome geniturinária da menopausa (SGU) é um termo usado para descrever os sintomas comuns que ocorrem na região genital e no trato urinário de mulheres durante e após a menopausa, devido à diminuição dos níveis de estrogênio. Alguns dos sintomas incluem secura vaginal, coceira, desconforto durante o sexo, aumento da frequência urinária, infecções do trato urinário e incontinência urinária.[2] Essa terminologia foi desenvolvida em 2014, em substituição ao termo **atrofia vulvovaginal**, e reconhece que todos os tecidos do trato geniturinário podem ser afetados pela falta de estrogênio durante a peri e pós-menopausa.[3]

SGU é uma condição que afeta aproximadamente 50% das mulheres na pós-menopausa.[4] Diferente de outros sintomas comuns e incômodos da menopausa, como ondas de calor, fogachos, suores noturnos e mudanças de humor, que geralmente tendem a melhorar com o tempo, SGU é crônica e progressiva, com sintomas que pioram quando não tratados adequadamente.[2,5]

FISIOPATOLOGIA

A síndrome geniturinária da menopausa é resultado da deficiência estrogênica que ocorre após a menopausa ou insuficiência ovariana primária. O estrogênio tem muitos efeitos na vulva e na vagina, sendo fundamental para manter a estrutura e função do trato urogenital, incluindo manutenção do fluxo sanguíneo, produção de secreção mucosa, suporte aos tecidos, preservação do microbioma e proteção contra patógenos.[6,7]

A região vulvovaginal é sensível às mudanças fisiológicas da menopausa devido aos numerosos receptores estrogênicos que estão localizados difusamente por toda a vulva e vagina. Da mesma forma, existem receptores estrogênicos por todo trato urinário inferior, uretra, bexiga e músculos do assoalho pélvico.[8]

Baixos níveis de estrogênio resultam em diminuição do fluxo sanguíneo, perda de glicogênio e colágeno, com afinamento do epitélio vulvovaginal, atrofia do clitóris, e estreitamento e encurtamento do canal vaginal, o que faz com que a uretra se torne mais proeminente.[7,8] O epitélio vulvar e vaginal mais fino é mais suscetível a traumas, e o tecido pode ficar seco, friável e pálido, com petéquias, ulcerações ou fissuras. Além disso, esse afinamento aumenta a probabilidade de inflamação ou infecção.[9]

Existe ainda alteração da composição do microbioma genital, com redução dos lactobacilos, maior diversidade de bactérias vaginais e aumento do pH vaginal. A contagem de leucócitos aumenta podendo causar aumento da produção de secreção irritativa. A colonização do canal vaginal com patógenos, como *Escherichia coli* e *Mobiluncus*, torna-se frequente, e pode predispor a infecções recorrentes do trato urinário inferior.[7,8]

As dificuldades sexuais são particularmente associadas a encolhimento do introito vaginal, diminuição da elasticidade da mucosa da vagina e redução da lubrificação.[5]

O impacto da falta de estrogênio na qualidade do tecido varia consideravelmente entre as mulheres. Isso provavelmente está relacionado com a qualidade preexistente do tecido do indivíduo.[10] Os principais sinais e sintomas da SGU estão demonstrados no Quadro 7-1.[1]

Quadro 7-1. Sinais e Sintomas da Síndrome Geniturinária da Menopausa[1]

Sistema	Sinais objetivos	Sintomas
Vulvovaginal	Escassez dos pelos pubianos	Ressecamento
	Atrofia labial/diminuição da gordura subcutânea	Irritação
	Mucosa seca e pálida com petéquias e podendo apresentar fissuras	Queimação
	Perda das rugas vaginais	Prurido/Coceira
	Elasticidade diminuída do tecido vaginal	
	Vaginite recorrente	
	Corrimento	Desconforto
	pH elevado	
	Prolapso	
Urinário	Carúncula uretral	Frequência
	Infecções frequentes do trato urinário	Urgência
	Meato uretral proeminente	Disúria
	Incontinência	
Sexual	Estenose vaginal	Dispareunia
	Sangramento pós coito	Diminuição da lubrificação
	Atrofia do clitóris e fimose do prepúcio	Excitação diminuída
		Diminuição do desejo
		Diminuição da sensação vaginal

AVALIAÇÃO E DIAGNÓSTICO

A identificação da síndrome geniturinária da menopausa geralmente envolve uma combinação de avaliação dos sintomas e histórico médico da paciente, bem como exames físicos e testes específicos. O diagnóstico é basicamente clínico e realizado por meio da anamnese e exame ginecológico.

O exame físico é realizado em busca de sinais objetivos de SUG, incluindo afinamento ou ausência de pelos pubianos, afinamento da pele vulvar, áreas de eritema ou palidez, perda do enrugamento vaginal e fissuras.

Os sintomas de atrofia genital mais comumente relatados são ressecamento vaginal, dispareunia e irritação genital, com impacto sobre a função sexual.[6,11,12] Os profissionais de saúde devem questionar ativamente sobre essas queixas durante a anamnese, uma vez que muitas mulheres podem não relatar esses sintomas espontaneamente.

Podem também ser realizadas medidas do pH vaginal com fita colorimétrica; no entanto, apesar de útil, não é fundamental para o diagnóstico de SGU. Adicionalmente, não existe teste laboratorial que confirme a condição.

TRATAMENTO

O tratamento é aconselhável para qualquer mulher que apresente sintomas e queixas, mesmo que os achados físicos não se correlacionem com o relato de severidade da paciente.[1]

Os tratamentos disponíveis da SGU incluem opções hormonais e não hormonais. As escolhas não hormonais são particularmente importantes para aquelas mulheres com contraindicação ao tratamento hormonal, como história de cânceres hormônio-dependentes, como de mama e endométrio.[5]

As terapias iniciais de primeira linha para alívio dos sintomas leves a moderados da SGU são os lubrificantes e os hidratantes.[11] Os lubrificantes vaginais são usados no introito vaginal e na vulva da mulher antes e durante as relações sexuais, e podem melhorar a dor e facilitar a penetração vaginal por diminuir o atrito durante a relação sexual. Eles podem melhorar o desconforto vaginal e o prazer sexual, mas não têm a capacidade de reverter as alterações atróficas da mucosa vaginal. Já os hidratantes são produtos não hormonais com ação prolongada destinados ao uso de longo prazo, que, ao contrário dos lubrificantes, devem ser usados regularmente duas a três vezes por semana.[1,11]

Atualmente, o melhor tratamento para SGU é a administração de terapia estrogênica (TE). A reposição hormonal estrogênica pode ser realizada de forma sistêmica (via oral, adesivos ou implantes subcutâneos), que é útil para o tratamento da SGU e dos sintomas vasomotores.[1] Algumas mulheres, no entanto, podem ser beneficiadas com a terapia estrogênica tópica localmente na vagina para potencializar o alívio dos sintomas da SGU. O tecido vulvovaginal é permeável e o estrogênio aplicado topicamente é prontamente absorvido com mínima ação sistêmica, favorecendo o restabelecimento do trofismo vulvovaginal.[8]

As terapias baseadas em energia, *laser* e radiofrequência são outra opção. O *laser* pode ser considerado uma opção terapêutica que possibilita à mulher evitar intervenções hormonais no tratamento da SGU. Podem ser utilizados o *laser* de CO_2 fracionado microablativo ou o *laser* YAG Erbium vaginal não ablativo. O tratamento com o *laser* geralmente consiste em uma série de três a quatro aplicações, com intervalo de quatro a seis semanas, sendo um procedimento ambulatorial.[13]

A fotobiomodulação, também conhecida como terapia com *laser* de baixa intensidade ou terapia com luz LED, é uma abordagem terapêutica que utiliza a luz para estimular processos biológicos nas células e tecidos. A terapia com *laser* de baixa intensidade tem sido investigada como uma opção de tratamento para sintomas relacionados com a síndrome geniturinária da menopausa, como a secura vaginal e a dor durante o sexo. Alguns estudos sugerem que a fotobiomodulação pode ajudar a promover a regeneração tecidual, aumentar a circulação sanguínea, reduzir a inflamação e aliviar a dor na região vaginal. Essa terapia pode ser realizada por um profissional de saúde treinado e geralmente envolve a aplicação de luz em áreas específicas do corpo, como a vagina, para estimular a cicatrização e melhorar a saúde dos tecidos.

Outra energia eletromagnética que também tem sido estudada para o tratamento da SGU é a radiofrequência com efeito não ablativo. A terapia de radiofrequência vaginal pode envolver a aplicação de ondas de radiofrequência controladas na área vaginal, estimulando a produção de colágeno e melhorando a circulação sanguínea na região. Isso pode resultar em uma melhora na elasticidade, na lubrificação e na espessura dos tecidos vaginais, ajudando a reduzir os sintomas incômodos da síndrome geniturinária da menopausa.[11,13]

Mulheres com SGU e dispareunia podem apresentar disfunção do assoalho pélvico e devem ser encaminhadas a um fisioterapeuta pélvico para avaliação e tratamento.[11]

A fisioterapia pélvica desempenha um papel importante no tratamento da síndrome geniturinária da menopausa, ajudando a melhorar os sintomas associados a essa condição. Dentre as técnicas utilizadas na fisioterapia pélvica, algumas importantes e eficazes na abordagem da SGU são listadas a seguir:

- *Treinamento muscular do assoalho pélvico*: exercícios específicos que podem fortalecer os músculos perineais, o que pode melhorar a incontinência urinária e a sensação de fraqueza na região pélvica.
- *Treinamento vesical*: a fisioterapia pélvica pode incluir técnicas de treinamento da bexiga para ajudar a controlar a frequência urinária e a urgência, reduzindo os sintomas de bexiga hiperativa.
- *Relaxamento muscular*: alguns exercícios de fisioterapia pélvica podem focar no relaxamento dos músculos do assoalho pélvico, o que pode aliviar a dor e a tensão na região vaginal.
- *Melhora da circulação sanguínea*: certas técnicas utilizadas na fisioterapia pélvica podem ajudar a melhorar a circulação sanguínea na região pélvica, promovendo a cura e o bem-estar.
- *Educação e orientação*: além dos exercícios físicos, os fisioterapeutas também podem fornecer orientações sobre postura adequada, hábitos saudáveis e autocuidado para melhorar os sintomas da SGU.

CONSIDERAÇÕES FINAIS

A síndrome geniturinária da menopausa é uma condição comum que pode afetar adversamente a qualidade de vida das mulheres após a menopausa, e é frequentemente subdiagnosticada e subtratada. Um resultado ótimo envolverá uma equipe multidisciplinar, incluindo equipe médica, fisioterapia específica para o assoalho pélvico e, sempre que possível, psicoterapia. Após o tratamento adequado, as mulheres tendem a relatar melhora na qualidade de vida e maior conforto geral e nas relações sexuais.

REFERÊNCIAS BIBLIOGRÁFICAS
1. Marino JM. Genitourinary syndrome of menopause. J MidwiferyWomen's Health 2021;00:1-11.
2. Kingsberg SA, Krychman M, Graham S, et al. The Women's EMPOWER survey: identifying women's perceptions on vulvar and vaginal atrophy and its treatment. J SexMed. 2017;14(3):413-24.
3. Portman DJ, Gass MLS. Genitourinary syndrome of menopause: new terminology for vulvovaginal atrophy from the International Society for the Study of Women's Sexual Health and the North American Menopause Society. Menopause. 2014;21:1063-8.
4. Erekson EA, Li F-Y, Martin DK, et al. Vulvovaginal symptoms prevalence in postmenopausal women and relationships to other menopausal symptoms and pelvic floor disorders. Menopause. 2016;23:368-75.
5. Briggs P. Genitourinary syndrome of menopause. Post Reproductive Health. 2019;0(0):1-4.
6. North American Menopause Society. Menopause practice: A clinician's guide. 6th ed. North American Menopause Society; 2019.
7. Pitsouni E, Grigoriadis T, Falagas ME, et al. Laser therapy for the genitourinary syndrome of menopause. A systematic review and meta-analysis. Maturitas. 2017;103:78-88.
8. Faubion SS, Kingsberg SA, Clark AL. The 2020 genitourinary syndrome of menopause position statement of The North American Menopause Society. Menopause. 2020;27(9):976-92.
9. Qi W, Li H, Wang C, et al. The effect of pathophysiological changes in the vaginal milieu on the signs and symptoms of genitourinary syndrome of menopause (GSM). Menopause. 2020;28(1):102-8.
10. Chang OH, Fidela M, Paraiso R. Revitalizing research in genitourinary syndrome of menopause. Am J Obstet Gynaecol. 2019;220(3):246.e1-246.e4.
11. Valadares AL, Kulak Junior J, Paiva LH, et al. Síndrome geniturinária da menopausa. Febrasgo Position Statement. 2022;3:1-5.
12. Kingsberg SA, Wysocki S, Magnus L, Krychman ML. Vulvar and vaginal atrophy in postmenopausal women: findings from the REVIVE (REal Women's VIews of Treatment Options for Menopausal Vaginal ChangEs) survey. J Sex Med. 2013;10(7):1790-9.
13. Wańczyk-Baszak J, Woźniak S, Milejski B, Paszkowski T. Genitourinary syndrome of menopause treatment using lasers and temperature-controlled radiofrequency. Prz Menopauzalny. 2018;17(4):180-4.

AVALIAÇÃO FISIOTERAPÊUTICA NAS DISFUNÇÕES DO ASSOALHO PÉLVICO

CAPÍTULO 8

Izabela Lopes Mendes

INTRODUÇÃO

A disfunção do assoalho pélvico refere-se a uma gama de sintomas e alterações anatômicas relacionadas com a função anormal dos músculos do assoalho pélvico e as estruturas sinérgicas. O assoalho pélvico está sob altas pressões, em que a sua capacidade de resistir a elas deve-se à atividade tônico-estática das aponeuroses e dos músculos que a formam; entretanto, se estas estruturas estiverem enfraquecidas, hipotônicas ou hipertônicas, elas não são capazes de suportar as diferentes alterações de pressão intra-abdominal. Em paralelo, deve-se considerar os problemas histológicos e a falta de propriocepção. Estes problemas afetam de 3 a 7 vezes mais as mulheres quando comparadas aos homens, e influenciam em diversos aspectos da função social, ocupacional, física, psicológica e sexual, o que contribui na piora da qualidade de vida das mulheres.[1]

As disfunções do assoalho pélvico estão associadas a incontinência urinária, incontinência urinária fecal, prolapso de órgãos pélvicos e disfunções sexuais, condições estas que afetam de forma negativa a qualidade de vida das mulheres. O diagnóstico das disfunções do assoalho pélvico deve ser preciso e a história clínica e o exame físico são essenciais no processo de reabilitação.[2]

Deste modo, é importante ressaltar que uma avaliação minuciosa fornece informações importantes de profilaxia de disfunção urinária, fecal e sexual, assim como base para o planejamento do treinamento e estratégias de tratamento, garantindo sucesso no tratamento fisioterapêutico. Ressalta-se que o raciocínio clínico é essencial na decisão de manejo, o qual constitui a base de reabilitação de acordo com a individualidade de cada paciente.[3]

A avaliação do assoalho pélvico fornece informações sobre a função muscular, e é a base para o planejamento individualizado do tratamento fisioterapêutico.[4] Segundo Gimenez et al., em 2021, a avaliação de desempenho, resistência e coordenação muscular pode ser considerada por meio do Esquema Perfect, que revela o escore da função dos músculos do assoalho pélvico. Atualmente, os fisioterapeutas utilizam a palpação vaginal para avaliar a função dos MAP porque tanto a pressão de compressão quanto a elevação podem ser mensuradas, e esse método é de baixo custo e relativamente de fácil condução.[5]

A avaliação fisioterapêutica é constituída por identificação e anamnese (história clínica e autorrelato do paciente), exame físico, questionários complementares validados, diário miccional e gráficos de frequência-volume, diagnóstico, prognóstico e evolução da condição de saúde físico-funcional, descritos detalhadamente neste capítulo. O Quadro 8-1 ilustra de forma resumida o fluxograma para realização da avaliação fisioterapêutica.

Quadro 8-1. Tópicos Abordados na Avaliação Fisioterapêutica

Identificação da paciente	▪ Dados pessoais: endereço, telefone, idade, profissão, estado civil ▪ TCLE.
Anamnese e história clínica	▪ Queixa principal ▪ História pregressa e atual da doença ▪ Antecedentes pessoais e familiares ▪ História ginecológica e obstétrica ▪ Sinais e sintomas urinários, coloproctológicos e sexuais ▪ Hábitos de vida ▪ Medicamentos em uso.
Exame físico	▪ Inspeção: cicatrizes, alinhamento ▪ Palpação: hipertonias, hipotonias, atrofias musculares lombopélvicas ▪ Contração e coordenação ▪ Dor e tensões musculares ▪ Toque bidigital: Esquema Perfect ▪ Perineômetro; *biofeedback*; eletromiografia; dinamometria.
Questionários	▪ Diário miccional ▪ Escala de dor ▪ Questionários validados de qualidade de vida.
Diagnóstico e prognóstico	▪ Diagnóstico fisioterapêutico: condição de saúde físico-funcional ▪ Prognóstico: impacto da doença.
Plano terapêutico	▪ Procedimentos propostos: recursos, métodos e técnicas fisioterapêuticas de acordo com os objetivos terapêuticos.
Evolução clínica	▪ Descrição da evolução e estado atual de saúde ▪ Eventuais intercorrências.

ANAMNESE

Segundo os autores Berghmans, Seleme e Bernards, 2020, é importante o fisioterapeuta, antes de iniciar a sua avaliação com aqueles pacientes que não realizaram avaliação médica prévia, fazer uma triagem de condições patológicas sinalizadas como **sinais de alerta**, ou seja **bandeira vermelha ou amarela**, naqueles que necessitariam de avaliação médica para iniciar o tratamento de fisioterapia, como, por exemplo: bandeira vermelha – infecções persistentes ou recorrentes, hematúria, dor ao urinar, febre, sinais de mal estar geral, sangramento retal, retenção urinária, incontinência inexplicável, contínua, que pode representar uma fístula vesicovaginal e sinais de inflamação vaginal/anal; e bandeira amarela – trauma e problemas sexuais, doença cardiovascular não controlada, disfunções na coluna e quadril, diabetes, DPOC e uso de medicamentos diuréticos, simpaticomiméticos e parassimpaticomiméticos.[6]

É significativo ressaltar a importância do consentimento informado do paciente antes de iniciar o tratamento fisioterapêutico, no qual o paciente deverá ser informado verbalmente e por escrito, por meio de um documento assinado por ambos (fisioterapeuta e paciente) chamado Termo de Consentimento Livre e Esclarecido, TCLE. Este documento descreve os objetivos, o processo de reabilitação, os recursos terapêuticos que serão utilizados e a necessidade da avaliação vaginal e/ou anal.

A avaliação fisioterapêutica inicia-se na obtenção dos dados básicos de identificação da paciente, como idade, estado civil e profissão, pois são informações que contribuem para a associação de algumas condições de saúde e nos sinais e sintomas de disfunções do assoalho pélvico, assim como o impacto que causam sobre a qualidade de vida.[7]

A anamnese envolve uma boa comunicação e relacionamento entre fisioterapeuta-paciente, na qual aplica-se perguntas padronizadas e a fundo sobre a disfunção pélvica em investigação, com o intuito de obter informações, como a queixa principal e a história clínica minuciosa da paciente.

O questionamento sobre a queixa principal é primordial para o entendimento da condição pela qual a paciente buscou o tratamento fisioterapêutico. Na história pregressa, deve-se questionar sobre doenças metabólicas e/ou neurológicas, fatores atenuantes e provocativos, e escutar com atenção o autorrelato da paciente.[8]

Na história ginecológica ressalta-se a importância de questionar sobre cirurgias ginecológicas prévias, cânceres, ciclo menstrual, pré e pós-menopausa. O questionamento sobre prolapso de órgãos pélvicos pode ser englobado nesta seção com perguntas sobre a sensação de peso ou protuberância na vagina, sensação como se um absorvente interno estivesse caindo, pressão no assoalho pélvico, dificuldade na penetração, dificuldade em atingir orgasmo, dor na região da virilha ou relação sexual dolorosa.[9]

Em relação a história obstétrica, deve-se questionar sobre a paridade, vias de parto, trauma perineal, episiotomia.

É importante conversar com a paciente sobre o funcionamento intestinal, questionando, por exemplo, sobre a frequência de evacuações, constipação, perda fecal, consistência das fezes (sólida, líquida), diarreia, presença de urgência, uso de proteção.

Ao investigar as queixas sexuais deve-se questionar detalhes sobre dor e desconforto na atividade sexual, posições de incômodo, intensidade e localização da dor, histórico de abuso ou traumas.

Questionamentos sobre quadros de dor envolve a investigação minuciosa sobre a localização e intensidade da dor, traumas associados, como escorregão, queda, torção, distensões ou chute em falso, marcha, subida de escadas, mudanças de decúbito, além da influência de fatores biopsicossociais. Desde modo, aplica-se na avaliação da dor questionários multidimensionais da dor, como o Questionário de Dor McGill, escalas visuais ou numéricas.

É mandatório o questionamento sobre os hábitos de vida, como o consumo alcoólico, tabagismo, ingesta acentuada de cafeína e alimentos cítricos, realização de atividade física e atividades de lazer.

EXAME FÍSICO

É importante ressaltar, na rotina do fisioterapeuta que atua na área de uroginecologia e obstetrícia, o uso de equipamentos de proteção individual, como a higienização das mãos periodicamente, o uso de luvas de látex e a desinfecção do ambiente com o intuito de proteger os pacientes de infecções cruzadas.[10]

Antes de iniciar o exame físico é importante o fisioterapeuta informar sobre todo o procedimento que será realizado, de modo a auxiliar a paciente a se sentir confortável, segura e ciente dos objetivos propostos. A avaliação e as modalidades terapêuticas utilizam técnicas de visualização e práticas que estimulam a conexão da paciente com o seu corpo com abordagem cuidadosa e gradual que auxiliam a mulher a ser participante ativa no seu processo de reabilitação.

O exame físico inicia-se com a paciente em ortostatismo para uma inspeção geral da postura e estabilidade lombopélvica, com inspeção da parede abdominal e observação do padrão respiratório.

Na sequência, a paciente é orientada a se posicionar em decúbito dorsal na maca, com a cabeça apoiada por um travesseiro, quadril flexionado e levemente abduzido, com os joelhos flexionados e os pés apoiados na maca. Nesta posição, realiza-se a inspeção da região perineal, na qual se observa a coloração da mucosa, presença de cicatrizes, alterações anatômicas, como, por exemplo, o alinhamento da uretra, da vagina e do ânus, além da umidade e secreção. Em seguida, é realizado o exame neuromuscular por meio da avaliação de dermátomos, miótomos, alodinia (resposta de dor que ocorre em resposta a um estímulo), hiperalgesia e pontos-gatilho.[11]

Na palpação, é importante avaliar a atividade muscular da região lombar, do quadril, do abdômen e de membros inferiores, e, na sequência, a atividade muscular do assoalho pélvico, espasmos e relaxamento por meio da palpação intravaginal realizada pelo fisioterapeuta.

O toque bidigital intravaginal é aplicado pelo fisioterapeuta, que introduz um (indicador) ou dois dedos (indicador e médio) a aproximadamente 4 centímetros no interior do canal vaginal, e iniciam-se as etapas de avaliação muscular do assoalho pélvico.

Inicialmente, o fisioterapeuta deverá girar o lado palmar dos dedos (indicador e médio) para palpar os músculos do assoalho pélvico em todas as direções, e identificar pontos de dor e tensão muscular. Lateralmente, progredindo a partir da secção posterior de cada lado do reto, mas evitando-se o reto, é possível palpar o músculo iliococcígeo até a porção anterior do músculo puborretal, por exemplo. Isso permite a avaliação e diferenciação da intensidade da dor nos músculos externos e profundos durante a palpação, o que deve ser repetido bilateralmente com tensão acentuada dentro dos limites de dor aceitável para cada paciente.[12]

A palpação intravaginal por meio do toque bidigital é o método considerado mais sensível para avaliar a força e o tônus dos músculos do assoalho pélvico, considerando-se fraca a força quando a contração não é detectada ou detectada com dificuldade pelo fisioterapeuta; a força moderada é definida como aquela contração que é detectada facilmente pelo fisioterapeuta, entretanto não vence a resistência contra a força aplicada pelos dedos do examinador; e a força máxima de contração é definida como uma contração vigorosa que vence a resistência aplicada. Entretanto, ressalta-se que, além da graduação de força dos músculos do assoalho pélvico, é importante classificar a duração da contração em segundos.[13]

Para mensuração da força da musculatura do assoalho pélvico, o fisioterapeuta pode utilizar comandos verbais para a paciente conseguir realizar a contração, como: **contraia os músculos pélvicos como se estivesse segurando o xixi**, **faça um movimento para cima e para dentro dos músculos pélvicos**, **tente não contrair o abdômen, glúteos e as pernas enquanto estiver contraindo os músculos do assoalho pélvico**. O fisioterapeuta deve orientar a paciente a realizar a maior força de contração dos músculos do assoalho pélvico que ela conseguir, ou seja, realizar uma contração voluntária máxima e desta forma classificar o item **P** do Esquema New Perfect e consequentemente os demais itens da escala. Recomenda-se o intervalo de 1 minuto entre as repetições, e comandos verbais de incentivo durante a realização das contrações, como: **segura, segura, segura** ou **força, força, força**.[14]

A classificação do grau de força de contração dos músculos pélvicos dá-se comumente pela Escala de Oxford Modificada, a qual classifica a força de contração voluntária máxima graduada de 0 a 5, conforme descrito no Quadro 8-2.

Quadro 8-2. Escala de Oxford Modificada

Graduação de força da MAP – Escala de Oxford Modificada	
Grau 0	Ausência de resposta muscular
Grau 1	Esboço de contração não sustentada
Grau 2	Contração fraca – presença de contração com pequena intensidade de sustentação
Grau 3	Contração moderada – sentida com aumento da pressão intravaginal que comprime os dedos do fisioterapeuta com pequena elevação da parede vaginal
Grau 4	Contração boa contra resistência leve – contração satisfatória que comprime os dedos do fisioterapeuta com elevação da parede vaginal em direção à sínfise púbica
Grau 5	Contração forte contra resistência forte – forte contração com compressão dos dedos do fisioterapeuta com movimento positivo em direção a sínfise púbica

No Esquema New Perfect, cada letra representa uma etapa de avaliação a ser seguida ou característica a ser observada, conforme descrição abaixo:

- *P (Performance)*: é a avaliação da contração voluntária máxima mensurada de acordo com a Escala Modificada de Oxford.
- *E (Endurance/Resistência)*: refere-se à contração voluntária mantida e sustentada, ou seja, quanto tempo a mulher consegue manter o grau de força muscular de acordo com a Escala Modificada de Oxford. Desta forma, registra-se o tempo alcançado, em, no máximo, 10 segundos.
- *R (Repetitions)*: refere-se ao número de repetições, no máximo de 10 repetições, que a mulher consegue fazer mantendo o grau de contração voluntária máxima, referente a etapa P, durante os segundos registrados na etapa E, com intervalo de 4 segundos de repouso entre uma contração e outra.
- *F (Fast)*: refere-se ao número de contrações voluntárias máximas com duração de 1 segundo, realizadas com o grau de contração da etapa P. Nesta etapa, foi solicitado que a participante realizasse a contração e o relaxamento da musculatura do assoalho pélvico de maneira sincrônica e rápida, sem o comprometimento da intensidade, com no máximo de 10 repetições.
- *E (Elevation)*: nesta etapa observa-se a elevação da parede vaginal posterior durante uma contração voluntária máxima, que se classifica como **presente** ou **ausente**.
- *C (Co-Contraction)*: nesta etapa observa-se a cocontração dos músculos abdominais e inferiores durante a contração voluntária máxima, que se classifica como **presente** ou **ausente**.
- *T (Timing)*: também classificado como **presente** ou **ausente**, é caracterizado pela contração involuntária dos músculos do assoalho pélvico durante a tosse.

Novos métodos para avaliar os músculos do assoalho pélvico são empregados atualmente na prática clínica, entre eles podemos citar a dinamometria, eletromiografia ou ferramentas de imagem, como, por exemplo, ultrassonografia e ressonância magnética. Entretanto, não existe uma metodologia padrão ouro para quantificar a função, sendo os métodos mais comuns a palpação digital e o perineômetro, um instrumento utilizado para medição indireta de força da MAP.[15]

DIÁRIO MICCIONAL

As diretrizes da American Urological Association (AUA) e a International Continence Society (ICS), em 2021, recomendam a utilização de um diário miccional ou medidas de resultados relatados pelos pacientes. O diário miccional é uma ferramenta de baixo custo, de fácil acesso e boa aceitação, preenchidos em tempo real, e relevantes na prática clínica para avaliação dos sintomas do trato urinário inferior.[16]

O registro da micção pode ser realizado de diferentes formas dependendo do grau de instrução e compreensão da paciente, por exemplo, diários mais simples, como registrar apenas o número da frequência miccional durante o dia e a noite por pelo menos 24 horas; registrar a frequência, o volume e o tempo entre cada micção por pelo menos 24 horas; e registrar o volume, o tempo, os episódios de incontinência, a ingesta de líquidos, o uso de protetores (absorventes/fraldas) e o grau de urgência.

O diário é entregue para a paciente, preferencialmente impresso, no dia da avaliação fisioterapêutica, sendo constituído por colunas com os itens correspondentes, conforme a elaboração do terapeuta. Para que haja o correto preenchimento, a paciente deverá ser orientada sobre a importância de realizar as anotações em um dia comum de rotina, evitando-se os finais de semana.

Sung et al., em 2019, realizaram um ensaio clínico randomizado com 480 mulheres com sintomas de incontinência, e, entre as avaliações realizadas no estudo, os autores incluíram um diário miccional de 3 dias com as seguintes medidas: número total de episódios de incontinência, tipos de incontinência, número de micções e absorventes utilizados, sendo a normalização da frequência miccional definida como 8 ou menos micções em 24 horas.[17]

Burgio et al., em 2020, afirmaram que as terapias comportamentais são intervenções altamente recomendadas como primeira linha para hiperatividade detrusora, livre de efeitos adversos e eficazes na redução dos sintomas de urgência e adequação da frequência miccional, ensinando a paciente a controlar voluntariamente a urgência e inibir as contrações involuntárias do detrusor.[18]

A desvantagem do diário miccional é a sobrecarga que gera aos pacientes, pois, quando eles não completam conforme a orientação, a precisão e utilidade dos dados do questionário é limitada.

QUESTIONÁRIOS DE QUALIDADE DE VIDA

As disfunções do assoalho pélvico têm impacto significativo sobre a qualidade de vida na perspectiva biopsicossocial, pois afetam a saúde sexual, limitam atividades de vida diária e desportivas, além de alterações negativas em relação a imagem corporal, depressão, ansiedade, frustação e tristeza.[19]

As informações colhidas da paciente fornecem referências benéficas para quantificar e classificar estes sintomas na prática clínica. Atualmente, existem vários questionários validados na literatura para diferentes disfunções pélvicas, tanto para aspectos puramente técnicos voltados para o diagnóstico e tratamento, como para determinar o impacto sobre a qualidade de vida. A aplicabilidade dos questionários desempenha um papel fundamental na melhoria da condição de saúde, podendo auxiliar na tomada de decisões terapêuticas, além de fornecer classificações e medidas dos resultados para o tratamento.[20]

Atualmente está disponível na literatura uma série de questionários validados, desenvolvidos para quantificar estes sinais e sintomas relacionados com o assoalho pélvico. Abaixo estão listados os mais citados:

- *Incontinência urinária*: ICIQ-FLUTS (*Female Lower Urinary Tract Symptoms*); KHQ (*King's Health Questionnaire*); ISI-Q (Índice de Gravidade da Incontinência); UDI-6 (Inventário de Angústia Urogenital).
- *Hiperatividade detrusora*: ICIQ-OAB (*International Consultation on Incontinence Questionnaire Overactive Bladder*).
- *Incontinência fecal*: ICIQ-B (*International Consultation on Incontinence Questionnaire-Bowel*); FIQL (*Faecal Incontinence Quality of Life Scale*).
- *Função sexual*: FSFI (*Female Sexual Function Index*).

O ICIQ-FLUTS é um questionário empregado em todo o mundo, nas pesquisas acadêmicas e na prática clínica, com o objetivo de avaliar os sintomas do trato urinário inferior feminino e o impacto na qualidade de vida. Este questionário é constituído por 12 questões divididas em três áreas: preenchimento, micção e incontinência, em que as respostas são baseadas nas experiências com os sintomas de trato urinário inferior nas últimas quatro semanas, pontuadas por domínio de 0 a 10 em cada questão.[21]

O *King's Health Questionnaire* (KHQ) é um questionário validado para português e amplamente utilizado na prática clínica, sendo constituído por questões agrupadas em oito domínios, com o objetivo de avaliar o impacto da incontinência urinária. São eles: percepção geral de saúde, impacto da incontinência urinária, limitações de atividades diárias, limitações físicas, limitações sociais, relacionamento pessoal, emoções, sono/disposição. Além destes domínios, existem duas outras escalas independentes: a medida de gravidade e a escala de gravidade de sintomas que são classificadas como do tipo Likert, graduadas em quatro opções de respostas (**nem um pouco, um pouco, moderadamente, muito** ou **nunca, às vezes, frequentemente, o tempo todo**), com exceção ao domínio percepção geral de saúde, que é constituído por cinco opções de respostas (**muito boa, boa, regular, ruim, muito ruim**) e ao domínio relações pessoais (**não aplicável, nem um pouco, um pouco, moderadamente e muito**). O KHQ é pontuado individualmente por seus domínios com escores que variam de 0 a 100, não havendo um escore final geral, no qual quanto maior a pontuação obtida em cada domínio, pior é a qualidade de vida.[22,23]

O Índice de Gravidade da Incontinência (ISI-Q) é composto por duas questões relacionadas com a frequência e a quantidade de perda urinária, sendo o escore final obtido a partir da multiplicação dos escores de frequência pela quantidade de perda, possibilitando que a incontinência urinária seja classificada em:[24]

- *Leve*: 1 a 2 pontos.
- *Moderada*: 3 a 6 pontos.
- *Grave*: 7 a 9 pontos.
- *Muito grave*: 10 a 12 pontos.

O Inventário de Angústia Urogenital é uma versão curta de questionário dividida em três subescalas: a primeira avalia sintomas de irritação (urgência, frequência e dor) (questões 1 e 2); a segunda, sintomas de estresse (questões 3 e 4); e a terceira avalia obstrução e/ou desconforto ou dificuldade de micção (questões 5 e 6). A pontuação é convertida em uma escala que varia de 0 a 100, sendo os maiores valores um indicativo de maior impacto dos sintomas urinários na qualidade de vida.[25]

Os questionários da classe ICIQ apresentam nível de evidência grau A segundo as recomendações da Sociedade Internacional de Continência (ICS), que recomenda o uso em ensaios randomizados com o intuito de avaliar o impacto sobre o desfecho do tratamento proposto. O questionário ICIQ-OAB tem confiabilidade satisfatória na investigação dos sintomas de bexiga hiperativa e qualidade de vida, apresentando questões relacionadas com os sintomas miccionais, como presença da frequência urinária, noctúria, urgência e perda de urina durante a urgência. Para análise dos resultados, os valores correspondentes são somados, obtendo-se um total de 0 a 16 pontos, e quanto maior o valor, maior o comprometimento.[24]

O ICIQ-B é um questionário de autorrelato específico para avaliar os sintomas de incontinência anal e seu impacto na qualidade de vida, o qual inclui 21 itens principais que abordam padrão intestinal, controle intestinal e impacto na qualidade de vida, além de 4 itens não pontuados que representam a consistência das fezes, tensão, preocupação e restrição de atividades sexuais.[26]

O Fecal *Incontinence Quality of Life* (FIQL) é instrumento específico de avaliação de qualidade de vida na incontinência anal, composto por 29 questões agrupadas em quatro domínios, sendo eles: estilo de vida, comportamento, depressão e constrangimento.[27]

O Índice de Função Sexual Feminina – *Female Sexual Function Index* (FSFI) é composto por 19 itens pontuados em uma escala tipo Likert, ou seja, escala de satisfação em que as possibilidades de respostas são distribuídas em seis pontos, de forma escalonada, que vão de **discordo totalmente** a **concordo totalmente**, por exemplo. O FSFI é dividido em seis domínios, sendo eles: desejo, excitação, lubrificação, orgasmo, satisfação e dor. As pontuações variaram de 2 a 36 pontos, em que os pontos mais altos no FSFI indicaram melhor função sexual e pontuações abaixo de 26,5 indicaram risco de disfunção sexual, ou seja, quanto mais alta a pontuação de uma paciente, melhor o seu estado de função sexual.[28]

DIAGNÓSTICO E PROGNÓSTICO

A função deficiente ou inadequada da musculatura do assoalho pélvico é considerada um fator etiológico no desenvolvimento das disfunções pélvicas, com impacto direto sobre a qualidade de vida geral e sexual das mulheres, que, não controlada, apresenta maior probabilidade de piora.

Clinicamente as disfunções do assoalho pélvico incluem uma avaliação detalhada da paciente para que o fisioterapeuta defina o diagnóstico funcional; entretanto, não existe padronização e valores normativos. Desta forma, o fisioterapeuta necessita de acuidade e domínio na avaliação de parâmetros como o tônus muscular e a função muscular (contratilidade, força, resistência, cocontração e capacidade de relaxamento).

A fisioterapia especializada nas disfunções do assoalho pélvico inclui estratégias para otimização da função da musculatura do assoalho pélvico, melhorar a função urinária, defecatória e sexual, com objetivos de aumentar a consciência e propriocepção perineal, melhorar o relaxamento e elasticidade, além da redução dos quadros de dor. As intervenções são direcionadas para educação em saúde, modificações comportamentais, treinamentos dos músculos do assoalho pélvico e técnicas combinadas.[29]

Segundo Sorrigueta-Hernández *et al.*, em 2020, o prognóstico das disfunções do assoalho pélvico está relacionado com o tipo de incontinência urinária, a idade, as doenças prévias ou concomitantes, a gestação e o parto, e os hábitos de vida.[30]

O manejo conversador é recomendado como primeira linha e apresenta como objetivo a cura, a melhora ou o controle dos sintomas das disfunções do assoalho pélvico, para que permita à mulher um estilo de vida ativo e com qualidade de vida.

Atualmente, diferentes ferramentas podem ser empregadas como formas de mensuração dos resultados e evolução clínica da paciente, incluindo avaliações qualitativas e quantitativas, com questionários de qualidade de vida, instrumentos e dados urodinâmicos.

EVOLUÇÃO CLÍNICA

As diretrizes clínicas recomendam o treinamento da musculatura do assoalho pélvico e mudanças comportamentais do estilo de vida, por exemplo, perda de peso, diminuição da ingesta de cafeína, ingesta controlada e cessação do tabagismo, como primeira linha de tratamento para incontinência urinária. Evidências mostram que estas são modalidades seguras e viáveis na redução de sinais e sintomas, incidência de incontinência urinária em longo prazo e otimização dos resultados.[31]

A terapia comportamental baseada nos exercícios do assoalho pélvico requer o aprendizado de habilidades motoras e a implementação de estratégia comportamental ao paciente na rotina da paciente, com exercícios que englobam a contração da MAP para inibir a urgência miccional.[32]

É importante orientar as pacientes sobre a ingestão adequada de líquidos, micção programada, redução de bebidas com cafeína, cessação do tabagismo, atividade física regular e perda de peso em casos de sobrepeso ou obesidade. Orientações como restrição hídrica excessiva dever ser evitada devido ao fato de gerar dores de cabeça, constipação e desidratação. A otimização do manejo pode, em muitos casos, reverter a IU transitória ou melhorar a IU crônica, assim como a execução dos exercícios de fortalecimento dos músculos do assoalho pélvico são a base da reabilitação e apresentam taxas de cura variando entre 29% e 59% dos casos.[33]

Atualmente, evidências recomendam como primeira linha o treinamento regular e progressivo da musculatura do assoalho pélvico, com duração de pelo menos 3 meses para tratar incontinência urinária de esforço e mista, com o objetivo de melhorar a função da musculatura e o mecanismo de continência, e adjuntos podem potencializar os efeitos, como *biofeedback*, cones vaginais e eletroestimulação.[34,35]

Estudos com forte impacto afirmam que o treinamento dos músculos do assoalho pélvico pode curar os sintomas e melhorar a qualidade de vida de pacientes com incontinência urinária. Segundo a literatura, o treinamento da MAP é eficaz com boa evolução clínica quando realizado de forma intensa, com apoio do fisioterapeuta e combinado com estratégias de aplicação nas atividades de vida diária da paciente. Além disso, modificações no estilo de vida, perda de peso e controle da frequência miccional contribuem nos benefícios relacionados com a melhora da incontinência urinária, assim como o uso associado de eletroestimulação.[36]

REFERÊNCIAS BIBLIOGRÁFICAS

1. Guallar-Bouloc M, Gómez-Bueno P, Gonzalez-Sanchez M, et al. Spanish questionnaires for the assessment of pelvic floor dysfunctions in women: A systematic review of the structural characteristics and psychometric properties. Int J Environ Res Public Health. 2021;18(23):12858.
2. Li W, Hu Q, Zhang Z, et al. Effect of different electrical stimulation protocols for pelvic floor rehabilitation of postpartum women with extremely weak muscle strength: Randomized control trial. Medicine (Baltimore). 2020;99(17):e19863.
3. Pandey M, Batra A. Evaluation of pelvic floor muscle strength in nulliparous, parous and postmenopausal women and its association with various factors. J Obstet Gynaecol India. 2022;72(6):515-21.
4. Molina-Torres G, Moreno-Muñoz M, Rebullido TR, et al. The effects of an 8-week hypopressive exercise training program on urinary incontinence and pelvic floor muscle activation: A randomized controlled trial. Neurourol Urodyn. 2023;42(2):500-9.

5. Gimenez MM, Fitz FF, de Azevedo Ferreira L, et al. Pelvic floor muscle function differs between supine and standing positions in women with stress urinary incontinence: an experimental crossover study. J Physiother. 2022;68(1):51-60.
6. Berghmans B, Seleme MR, Bernards ATM. Physiotherapy assessment for female urinary incontinence. International Urogynecology Journal, Springer. 2020;31:917-31.
7. Driusso P, Beleza ACS. Avaliação fisioterapêutica da musculatura do assoalho pélvico feminino. 2 ed. Santana de Parnaíba, SP: Manole; 2023.
8. Driusso P, Avila MA, Liebano RE. Agentes eletrofísicos na saúde da mulher. 1ª ed. Rio de Janeiro: Thieme Revinter Publicações; 2021.
9. Carroll L, O' Sullivan C, Perrotta C, et al. Biopsychosocial profile of women with pelvic organ prolapse: A systematic review. Women's Health. 2023;19:1-15.
10. Alves R, Gomes T, Baqueiro P, et al. A standardized evaluation method for assessing patients with genital dyschromia. Cureus. 2021;13(6):e15840.
11. Berghmans B. Physiotherapy for pelvic pain and female sexual dysfunction: an untapped resource. Int Urogynecol J. 2018;29(5):631-8.
12. Baszak-Radomańska E, Wańczyk-Baszak J, Paszkowski T. Women's sexual health improvement: sexual quality of life and pelvic floor muscle assessment in asymptomatic women. Front Med (Lausanne). 2024;11:1289418.
13. Preda A, Moreira S. Incontinência urinária de esforço e disfunção sexual feminina: O papel da reabilitação do pavimento pélvico [Stress Urinary Incontinence and Female Sexual Dysfunction: The Role of Pelvic Floor Rehabilitation]. Acta Med Port. 2019;32(11):721-6.
14. Reis BM, da Silva JB, Rocha APR, et al. Intravaginal electrical stimulation associated with pelvic floor muscle training for women with stress urinary incontinence: study protocol for a randomized controlled trial with economic evaluation. Trials. 2021;22(1):823.
15. Hwang UJ, Lee MS, Jung SH, et al. Relationship between sexual function and pelvic floor and hip muscle strength in women with stress urinary incontinence. Sex Med. 2021;9(2):100325.
16. Flynn KE, Wiseman JB, Helmuth ME, et al. Comparing clinical bladder diaries and recalled patient reports for measuring lower urinary tract symptoms in the symptoms of Lower Urinary Tract Dysfunction Research Network (LURN). Neurourol Urodyn. 2022;41(8):1711-21.
17. Sung VW, Borello-France D, Newman DK, et al. NICHD Pelvic Floor Disorders Network. Effect of behavioral and pelvic floor muscle therapy combined with surgery vs surgery alone on incontinence symptoms among women with mixed urinary incontinence: The ESTEEM Randomized Clinical Trial. JAMA. 2019;322(11):1066-76.
18. Burgio KL, Kraus SR, Johnson TM, et al. Effectiveness of combined behavioral and drug therapy for overactive bladder symptoms in men: A randomized clinical trial. JAMA Intern Med. 2020;180(3):411-19.
19. Caroll P, Daly S, Egan T, et al. European Journal of Public Health. 2023;33(2).
20. Checa-Moreno V, Díaz-Mohedo E, Suárez-Serrano C. Analysis of the readability of questionnaires on symptoms of pelvic floor dysfunctions adapted to Spanish. Int J Environ Res Public Health. 2021;18(19):10320.
21. Angelo PH, de Queiroz NA, Leitão ACR, et al. Validation of the international consultation on incontinence modular questionnaire - female lower urinary tract symptoms (ICIQ-FLUTS) into Brazilian Portuguese. Int Braz J Urol. 2020;46(1):53-9.
22. Tamanini JTN, D'Ancona CAL. Revista de Saúde - SciELO Public Health. 2003.
23. Hebbar S, Pandey H, Chawla A. Urinary incontinence has emerged as one of the leading medical problems for the geriatric population worldwide. Int J Res Med Sci. 2015;3(3):531-8.
24. Pereira VS, Santos JYC, Correia GN. A versão final do ISI foi aplicada juntamente com o Pad Test de uma hora em mulheres com incontinência urinária de esforço (IUE). Revista Brasileira de Ginecol. Obstet. SciELO Brasil. 2011;33(4).
25. Stievano LP, Olival GS, Silva RAP, Toller VB. Arquivos de Neuro-Psiquiatr. 2015;73(1).
26. Saga S, Vinsnes AG, Norton C, Haugan G. Symptoms of anal incontinence and quality of life: a psychometric study of the Norwegian version of the ICIQ-B amongst hospital outpatients. Arch Public Health. 2022;80(1):251.

27. Yusuf SAI, Jorge JMN, Habr-Gama A. Epidemiologia Clínica Arq. Gastroenterol. FIQL é um índice de incontinência anal. SciELO Brasil. 2004;41(3).
28. Chang YC, et al. Impact of mindfulness-based stress reduction on female sexual function and mental health in patients with breast cancer. Supportive Care Cancer. 2022;30:4315-25.
29. Reijn-Baggen DA van, Han-Geurts IJM, Zalm PJV, et al. Sexual Medicine Reviews. 2022;10(2):209-30.
30. Sorrigueta-Hernández A, Padilla-Fernandez BY, Marquez-Sanchez MT, et al. Benefits of physiotherapy on urinary incontinence in high-performance female athletes. Meta-analysis. J Clin Med. 2020;9(10):3240.
31. Xu P, Jin Y, Guo P, et al. Barriers and enablers of pelvic floor rehabilitation behaviours in pregnant women with stress urinary incontinence: a qualitative analysis using the theoretical domains framework. BMC Pregnancy Childbirth. 2023;23(1):300.
32. Vaughan CP, Burgio KL, Goode PS, et al. Behavioral therapy for urinary symptoms in Parkinson's disease: A randomized clinical trial. Neurourol Urodyn. 2019;38(6):1737-44.
33. Hu JS, Pierre EF. American family physician, AAFP.org. 2019;100(6):339-48.
34. Hagen S, Elders A, Stratton S, et al. Effectiveness of pelvic floor muscle training with and without electromyographic biofeedback for urinary incontinence in women: multicentre randomised controlled trial. BMJ. 2020;371:m3719.
35. Höder A, Stenbeck J, Fernando M, Lange E. Pelvic floor muscle training with biofeedback or feedback from a physiotherapist for urinary and anal incontinence after childbirth - a systematic review. BMC Women's Health. 2023;23(1):618.
36. Todhunter-Brown A, Hazelton C, Campbell P, et al. Conservative interventions for treating urinary incontinence in women: an Overview of Cochrane systematic reviews. Cochrane Database Syst Rev. 2022;9(9):CD012337.

CINESIOTERAPIA PÉLVICA INTEGRADA: ESTRATÉGIAS TERAPÊUTICAS E INOVAÇÕES PARA FISIOTERAPEUTAS

CAPÍTULO 9

Liris Leite Wuo Jurcovichi

INTRODUÇÃO

No campo dinâmico da fisioterapia, a saúde do assoalho pélvico emerge como um pilar essencial, influenciando diretamente a qualidade de vida de milhões de indivíduos no mundo todo. Disfunções pélvicas, como incontinência urinária, prolapso de órgãos pélvicos, dor lombopélvica e disfunção sexual, são condições prevalentes que impactam profundamente o bem-estar físico e emocional dos pacientes. Neste cenário, a cinesioterapia pélvica integrada destaca-se como uma abordagem terapêutica inovadora e baseada em evidências, oferecendo um arsenal de estratégias para o fortalecimento muscular e estabilização lombopélvica, na recuperação das funções da pelve e do assoalho pélvico.

Este capítulo visa a explorar de forma abrangente as técnicas e intervenções mais eficazes, incluindo o treinamento isolado dos músculos do assoalho pélvico (TMAP), os exercícios de estabilização lombopélvica e a integração de práticas respiratórias e posturais. Ao examinar essas abordagens, fisioterapeutas têm a oportunidade de ampliar suas habilidades terapêuticas, oferecendo cuidados mais assertivos, com respostas mais eficazes e personalizadas, ao trabalharem com os exercícios terapêuticos na reabilitação pélvica. Esta análise não só reforça a importância da fisioterapia na reabilitação e manutenção da saúde pélvica, mas também inspira uma nova geração de profissionais a liderar avanços significativos nesta área crítica.

AS ABORDAGENS DA CINESIOTERAPIA PÉLVICA INTEGRADA

A cinesioterapia pélvica é uma abordagem terapêutica que utiliza exercícios específicos para melhorar a função dos músculos do assoalho pélvico e a estabilização lombopélvica. Esta técnica é frequentemente utilizada para tratar disfunções do assoalho pélvico, como incontinência urinária, prolapso de órgãos pélvicos e dor lombopélvica. A cinesioterapia pélvica inclui uma variedade de exercícios, como os de estabilização lombopélvica, exercícios de respiração e postura, que visam fortalecer os músculos do assoalho pélvico e melhorar a estabilidade da coluna lombar. Estudos vêm demonstrando, cada vez mais, que a prática de exercícios pélvicos pode aumentar significativamente a força dos músculos do assoalho pélvico e reduzir sintomas urinários.[1]

Além disso, exercícios de estabilização lombopélvica, como aqueles que visam ativar os músculos profundos do *core* (transverso do abdômen, assoalho pélvico, diafragma e multífidos), são eficazes na redução da dor lombar e na melhora da função dos músculos do assoalho pélvico.[2,3] A cinesioterapia pélvica integrada visa a incluir na dinâmica dos exercícios pélvicos, exercícios de postura e respiração, que ajudam a otimizar a ativação dos músculos do assoalho pélvico e do diafragma, melhorando a sinergia entre esses músculos e a estabilidade lombopélvica,[1,4] além de melhorar as respostas automáticas nas atividades de vida diária.

Acreditamos que a combinação desse conjunto de exercícios pode ser indicada para o tratamento de condições como incontinência urinária de esforço, dor lombopélvica pós-parto e prolapso de órgãos pélvicos.[3,5] Contudo, a cinesioterapia pélvica integrada, por ser uma abordagem abrangente que integra exercícios específicos para o assoalho pélvico, estabilização lombopélvica, e exercícios posturais e de respiração, também pode ser eficaz no tratamento de várias disfunções da coluna lombar, além das alterações do assoalho pélvico. Uma vez que essas alterações podem coexistir em pacientes com disfunções pélvicas, a cinesioterapia pélvica integrada destaca-se como um recurso terapêutico essencial na prática do fisioterapeuta.

Ao explorar os conceitos e as bases científicas que fortalecem as práticas da cinesioterapia pélvica integrada, os profissionais de fisioterapia podem expandir suas ferramentas terapêuticas, proporcionando aos pacientes uma melhora significativa na qualidade de vida. Ressaltamos a extrema relevância desse assunto para a fisioterapia pélvica, pois oferece soluções baseadas em evidências para condições que afetam milhões de pessoas em todo o mundo. Assim, convidamos o leitor a aprofundar-se neste tema, explorando as *nuances* e os benefícios que a cinesioterapia pélvica integrada pode oferecer ao tratamento das disfunções pélvicas e do assoalho pélvico. A compreensão e a aplicação dessas técnicas não apenas elevam o padrão de cuidado, mas também destacam a importância da fisioterapia na reabilitação e manutenção da saúde pélvica e da qualidade de vida de pessoas afetadas por essas disfunções.

TREINAMENTO ISOLADO DOS MÚSCULOS DO ASSOALHO PÉLVICO (TMAP)

O treinamento isolado dos músculos do assoalho pélvico (TMAP) é amplamente reconhecido como uma intervenção eficaz para diversas disfunções pélvicas e distúrbios do assoalho pélvico, incluindo incontinência urinária, prolapso de órgãos pélvicos e disfunção sexual. Para a incontinência urinária, o TMAP é considerado o tratamento de primeira linha. Estudos demonstram que o treinamento dos músculos do assoalho pélvico pode reduzir significativamente a frequência de episódios de incontinência e melhorar a qualidade de vida das pacientes.

Em um estudo randomizado controlado, mulheres que realizaram TMAP apresentaram uma redução significativa nos sintomas de incontinência urinária em comparação com aquelas que não realizaram o treinamento.[6-8] No prolapso de órgãos pélvicos, o TMAP também mostrou ser eficaz. Um estudo multicêntrico randomizado controlado demonstrou que o treinamento individualizado dos músculos do assoalho pélvico reduziu significativamente os sintomas de prolapso em mulheres com prolapso de estágio I a III. Outro estudo comparou o TMAP com a espera vigilante em mulheres idosas com prolapso leve e encontrou uma melhora significativa nos sintomas do assoalho pélvico no grupo de intervenção.[9,10]

Para a disfunção sexual, o TMAP pode melhorar a função sexual ao aumentar a força e a resistência dos músculos do assoalho pélvico. Um estudo mostrou que um programa de exercícios de 4 semanas utilizando dispositivos específicos aumentou a força dos músculos do assoalho pélvico e reduziu significativamente os sintomas de disfunção sexual.[11] Portanto, o treinamento isolado dos músculos do assoalho pélvico é uma abordagem eficaz e recomendada para a reabilitação de várias disfunções pélvicas, com evidências robustas de sua eficácia em diferentes contextos clínicos.[6,11]

A conclusão sobre o Treinamento Isolado dos Músculos do Assoalho Pélvico (TMAP) destaca sua eficácia comprovada como uma intervenção essencial para diversas disfunções pélvicas, incluindo incontinência urinária, prolapso de órgãos pélvicos e disfunção sexual. Estudos robustos demonstram que o TMAP não apenas reduz significativamente os sintomas dessas condições, mas também melhora a qualidade de vida dos pacientes, evidenciando sua importância como tratamento de primeira linha para incontinência urinária e como uma intervenção eficaz para o prolapso de órgãos pélvicos e disfunção sexual.

A inclusão dos exercícios isolados do TMAP em um programa de cinesioterapia pélvica é crucial, pois permite uma abordagem mais abrangente e personalizada no tratamento das disfunções do assoalho pélvico. Esses exercícios fortalecem especificamente os músculos pélvicos, melhorando sua função e resistência, o que é fundamental para a reabilitação eficaz. Além disso, quando integrados a um programa de cinesioterapia que também aborda estabilização lombopélvica, e técnicas respiratórias e posturais, os exercícios do TMAP potencializam os resultados terapêuticos, proporcionando uma reabilitação mais completa e eficaz. Dessa forma, a inclusão do TMAP em programas de cinesioterapia pélvica não só maximiza os benefícios para os pacientes, mas também reforça a importância de um cuidado fisioterapêutico integrado e com base em evidências.

EXERCÍCIOS DE RESPIRAÇÃO E POSTURA NO TREINAMENTO DO ASSOALHO PÉLVICO

Os exercícios respiratórios podem ser utilizados no treinamento dos músculos do assoalho pélvico e no tratamento de disfunções pélvicas, embora a evidência de sua eficácia seja limitada. A revisão sistemática de Bø et al. investigou a eficácia dos exercícios respiratórios isolados ou combinados com o treinamento dos músculos do assoalho pélvico (TMAP) no tratamento da incontinência urinária (IU) e do prolapso de órgãos pélvicos (POP).[12] Os resultados indicaram que a ativação dos músculos do assoalho pélvico durante a expiração é significativamente menor do que durante uma contração voluntária dos músculos do assoalho pélvico. Além disso, os ensaios clínicos randomizados (RCTs) mostraram que o TMAP é significativamente mais eficaz para melhorar variáveis do assoalho pélvico, IU e POP do que os exercícios respiratórios, e que adicionar exercícios respiratórios ao TMAP não oferece benefícios adicionais.

Os exercícios hipopressivos, que combinam posturas e técnicas respiratórias, também foram avaliados. Katz e Barbosa revisaram os efeitos dos exercícios hipopressivos nos músculos abdominais e do assoalho pélvico.[13] Embora tenham mostrado melhorias na força e no tônus muscular, os resultados foram menos eficazes ou equivalentes ao TMAP. Não foram encontrados benefícios adicionais quando os exercícios hipopressivos foram combinados com o TMAP. Zivkovic et al. estudaram exercícios de respiração diafragmática em crianças com disfunção miccional, mostrando que esses exercícios, combinados com o treinamento dos músculos do assoalho pélvico, melhoraram significativamente a incontinência urinária e outros sintomas.[14] Portanto, os exercícios respiratórios, incluindo os hipopressivos, podem ser utilizados como complemento ao TMAP, mas a evidência atual sugere que o TMAP isolado é mais eficaz para tratar disfunções do assoalho pélvico, como IU e POP.

A reabilitação do assoalho pélvico e da pelve, com foco na postura e na eficácia do treinamento dos músculos do assoalho pélvico (TMAP) e exercícios respiratórios, é uma abordagem bem documentada para tratar disfunções pélvicas. O treinamento dos músculos do assoalho pélvico (TMAP) é amplamente reconhecido como a primeira linha de tratamento para várias disfunções do assoalho pélvico, incluindo incontinência urinária e prolapso de órgãos pélvicos (POP). A *International Urogynecology Consultation* recomenda o TMAP como tratamento de primeira linha para POP, com evidências robustas de 11 ensaios clínicos randomizados (RCTs) mostrando que o TMAP é eficaz na redução dos sintomas de POP e na melhora do estágio do POP em mulheres com estágios I a III do POP-Q. Além disso, o TMAP é eficaz na redução da incontinência urinária e na melhora da função sexual feminina.[15,16]

Os exercícios respiratórios, incluindo técnicas hipopressivas, têm sido investigados como complemento ao TMAP. No entanto, a evidência atual sugere que os exercícios respiratórios isolados ou combinados com o TMAP não oferecem benefícios adicionais significativos. Uma revisão sistemática concluiu que a ativação dos músculos do assoalho pélvico durante a expiração é significativamente menor do que durante uma contração voluntária dos músculos do assoalho pélvico, e que o TMAP é mais eficaz para melhorar variáveis do assoalho pélvico, incontinência urinária e POP do que os exercícios respiratórios. Além disso, os exercícios hipopressivos não mostraram ser mais eficazes do que o TMAP para o tratamento do POP.[17,18] Portanto, a combinação de TMAP com exercícios respiratórios pode ser considerada, mas o TMAP isolado continua sendo a abordagem mais eficaz para a reabilitação do assoalho pélvico e das disfunções pélvicas.

Mesmo que os resultados dos estudos não sejam muito promissores para o uso combinado de técnicas respiratórias e posturais associadas ao treinamento dos músculos do assoalho pélvico, é importante considerar a prática clínica e os avanços nos estudos de biomecânica e anatomia da fáscia. Esses avanços sugerem que os músculos do assoalho pélvico não operam de forma isolada. Padrões de respiração e postura podem, de fato, interferir em sua função.

Da mesma forma, um dos objetivos terapêuticos na reabilitação pélvica é garantir que os músculos do assoalho pélvico respondam automaticamente aos aumentos da pressão intra-abdominal durante as atividades diárias, exercícios físicos e esportes. Por essa razão, dentro desse contexto dinâmico, os benefícios de integrar conceitos de trabalho postural e respiratório na reabilitação pélvica tornam-se evidentes, atuando como coadjuvantes ao treinamento isolado.

Assim, vale lembrar que toda evidência científica deve ser adaptada às necessidades individuais de cada paciente. Isso destaca a importância de personalizar o programa de exercícios, levando em conta as condições específicas de cada indivíduo. Adaptar as intervenções terapêuticas às características únicas de cada paciente não só potencializa os resultados da reabilitação, mas também assegura um cuidado integrado e eficaz na qualidade de vida geral.

Dessa forma, enquanto o TMAP isolado continua a ser a abordagem mais eficaz para a reabilitação de disfunções do assoalho pélvico, incorporar elementos de respiração e postura pode oferecer benefícios adicionais em um plano de tratamento personalizado, promovendo uma resposta muscular mais integrada e eficiente para a qualidade de vida e para as dinâmicas funcionais de uma vida ativa, e não somente na melhora dos sintomas pélvicos.

EXERCÍCIOS DE ESTABILIZAÇÃO LOMBOPÉLVICA E TREINAMENTO DO ASSOALHO PÉLVICO

Os exercícios de estabilização lombopélvica são uma abordagem eficaz para a reabilitação do assoalho pélvico e disfunções pélvicas, incluindo incontinência urinária, dor lombopélvica pós-parto e prolapso de órgãos pélvicos. Para a incontinência urinária, os exercícios de estabilização lombopélvica, que incluem a ativação dos músculos transverso do abdômen (TrA) e do assoalho pélvico, mostraram-se eficazes.

Um estudo randomizado controlado demonstrou que exercícios domiciliares de estabilização focados no assoalho pélvico melhoraram significativamente a força dos músculos do assoalho pélvico e reduziram a severidade da incontinência urinária pós-parto. Além disso, uma metanálise indicou que exercícios de estabilização do *core* são benéficos para aliviar sintomas urinários e melhorar a qualidade de vida em mulheres pré e pós-parto.[19,20]

Na dor lombopélvica pós-parto, os exercícios de estabilização lombopélvica são recomendados para melhorar a função dos músculos do assoalho pélvico e do TrA. Estudos mostraram que esses exercícios reduzem a dor e a incapacidade funcional, além de aumentar a atividade muscular do TrA e do assoalho pélvico. Um estudo específico demonstrou que a estabilização lombopélvica foi mais eficaz do que exercícios gerais na melhora da função muscular e na redução da dor em mulheres com dor lombopélvica pós-parto.[21,22]

Para o prolapso de órgãos pélvicos, a *International Urogynecology Consultation* recomenda o treinamento dos músculos do assoalho pélvico como tratamento de primeira linha. Exercícios de estabilização lombopélvica, que incluem a ativação do TrA e dos músculos do assoalho pélvico, também mostraram ser eficazes na melhora da força muscular e na redução dos sintomas de prolapso.[23,24] Portanto, os exercícios de estabilização lombopélvica são uma intervenção eficaz e recomendada para a reabilitação do assoalho pélvico e disfunções pélvicas, com evidências robustas de sua eficácia em diferentes contextos clínicos.

O Quadro 9-1 apresenta uma visão geral das abordagens e benefícios da cinesioterapia pélvia, destacando estratégias terapêuticas específicas e seus impactos positivos na saúde do assoalho pélvico. A cinesioterapia pélvica, por meio de exercícios direcionados, visa a aprimorar a função dos músculos do assoalho pélvico, resultando em um aumento da força muscular, redução de sintomas urinários e melhora da estabilidade lombopélvica. O treinamento dos músculos do assoalho pélvico (TMAP) foca no fortalecimento isolado desses músculos, promovendo a redução da incontinência urinária, melhora da função sexual e diminuição dos sintomas de prolapso.

Além disso, os exercícios de estabilização lombopélvica, que ativam os músculos do *core*, são eficazes na redução da dor lombar, melhora da função muscular e alívio de sintomas

Quadro 9-1. Abordagens e Benefícios da Cinesioterapia Pélvica

Abordagem	Descrição	Benefícios
Cinesioterapia pélvica	Exercícios específicos para melhorar a função dos músculos do assoalho pélvico	Aumento da força muscular, redução de sintomas urinários, melhora da estabilidade lombopélvica
Treinamento dos músculos do assoalho pélvico (TMAP)	Exercícios focados no fortalecimento isolado dos músculos pélvicos	Redução da incontinência urinária, melhora da função sexual, redução de sintomas de prolapso
Exercícios de estabilização lombopélvica	Ativação dos músculos do *core* para estabilização lombar	Redução da dor lombar, melhora da função muscular, alívio de sintomas urinários
Exercícios respiratórios e posturais	Integração de técnicas respiratórias e posturais	Otimização da ativação muscular, melhora da sinergia entre diafragma e assoalho pélvico

urinários. Por último, a integração de exercícios respiratórios e posturais otimiza a ativação muscular e melhora a sinergia entre o diafragma e o assoalho pélvico. Este quadro sintetiza como cada abordagem contribui para a reabilitação eficaz e integrada das disfunções pélvicas.

MENSAGEM ÀS FUTURAS GERAÇÕES

Para as futuras gerações de fisioterapeutas, a cinesioterapia pélvica oferece um campo de oportunidades para inovação e especialização. À medida que a compreensão sobre a importância do assoalho pélvico na saúde geral continua a evoluir, os fisioterapeutas têm a chance de liderar avanços significativos no tratamento e na prevenção de disfunções pélvicas. Com o envelhecimento da população e o aumento da conscientização sobre a saúde pélvica, a demanda por profissionais qualificados nessa área está destinada a crescer.

Futuros fisioterapeutas devem-se preparar para integrar tecnologias emergentes e abordagens interdisciplinares em suas práticas, utilizando ferramentas digitais para avaliação e tratamento, como *biofeedback* e realidade aumentada, para melhorar a adesão dos pacientes e os resultados clínicos. Além disso, a pesquisa contínua e a educação em fisioterapia pélvica serão essenciais para desenvolver protocolos de tratamento ainda mais eficazes e personalizados.

Ao abraçar uma abordagem holística e centrada no paciente, os fisioterapeutas podem não apenas tratar, mas também educar e empoderar seus pacientes, promovendo uma cultura de prevenção e autocuidado. Assim, as futuras gerações de profissionais têm a oportunidade de transformar a percepção e o tratamento das disfunções do assoalho pélvico, contribuindo significativamente para a saúde pública e o bem-estar das comunidades em todo o mundo.

O Quadro 9-2 delineia recomendações fundamentais para futuros fisioterapeutas, enfatizando áreas-chave de desenvolvimento profissional e prática clínica. Na área de Inovação e Tecnologia, recomenda-se a integração de ferramentas digitais, como *biofeedback* e realidade aumentada, para aprimorar a avaliação e o tratamento das disfunções do assoalho pélvico. Essas tecnologias oferecem métodos modernos e eficazes para monitorar e melhorar o desempenho muscular.

No âmbito da Educação Contínua, é incentivada a participação ativa em pesquisas e o desenvolvimento de protocolos de tratamento personalizados. Isso garante que os fisioterapeutas permaneçam atualizados com os avanços científicos e possam oferecer intervenções baseadas em evidências.

Quadro 9-2. Recomendações para Futuros Fisioterapeutas

Área de Foco	Recomendações
Inovação e tecnologia	Integração de ferramentas digitais como *biofeedback* e realidade aumentada para avaliação e tratamento
Educação contínua	Participação em pesquisas e desenvolvimento de protocolos de tratamento personalizados
Abordagem integrativa	Foco no tratamento centrado no paciente promovendo prevenção e autocuidado
Empoderamento do paciente	Educação dos pacientes sobre a importância do assoalho pélvico e práticas de autocuidado

A Abordagem Integrativa destaca a importância de um tratamento centrado no paciente, promovendo práticas de prevenção e autocuidado. Essa abordagem visa a tratar o paciente de maneira integral, considerando não apenas os sintomas físicos, mas também o bem-estar emocional e social.

Por fim, o **empoderamento do paciente** é essencial, educando-se os pacientes sobre a importância do assoalho pélvico e incentivando práticas de autocuidado. Isso não apenas melhora os resultados do tratamento, mas também capacita os pacientes a manterem sua saúde pélvica a longo prazo. Este quadro serve como um guia para moldar práticas futuras, garantindo que os fisioterapeutas ofereçam cuidados de saúde inovadores, personalizados e centrados no paciente.

CONCLUSÃO

Em suma, a cinesioterapia pélvica integrada vem-se afirmando como um conceito de intervenção de destaque e eficácia no tratamento das disfunções do assoalho pélvico, integrando, de maneira harmoniosa, exercícios específicos de fortalecimento, estabilização e técnicas respiratórias e posturais. As evidências apontam o treinamento dos músculos do assoalho pélvico (TMAP) como a estratégia primordial para enfrentar condições como incontinência urinária e prolapso de órgãos pélvicos, enquanto os exercícios de estabilização lombopélvica expandem o potencial terapêutico, especialmente em casos de dor lombopélvica pós-parto. Embora as técnicas respiratórias e posturais ofereçam suporte adicional, o TMAP isolado continua a demonstrar resultados superiores na reabilitação pélvica.

A implementação prática dessas intervenções, respaldada por pesquisas rigorosas, não apenas eleva a qualidade de vida dos pacientes, mas também sublinha a fisioterapia como uma disciplina vital na saúde pélvica. Profissionais de saúde são incentivados a adotar essas práticas baseadas em evidências em seus programas de tratamento, personalizando-as para atender às necessidades individuais dos pacientes e alcançar os melhores resultados possíveis. Desta forma, a cinesioterapia pélvica não só promove o bem-estar físico, mas também fortalece o empoderamento dos pacientes, capacitando-os para uma vida mais ativa e saudável.

Além disso, a crescente incorporação de tecnologias emergentes, como *biofeedback* e realidade aumentada, promete revolucionar a forma como os fisioterapeutas avaliam e tratam as disfunções do assoalho pélvico. Essas ferramentas digitais oferecem novas maneiras de monitorar o progresso dos pacientes e ajustar os tratamentos de forma mais precisa e eficaz. A colaboração interdisciplinar também se torna cada vez mais importante, permitindo que fisioterapeutas trabalhem em conjunto com outros profissionais de saúde para oferecer um cuidado mais abrangente e integrado.

Esse enfoque renovado e inovador na fisioterapia pélvica prepara o terreno para avanços futuros, inspirando uma nova geração de fisioterapeutas a liderar transformações significativas nesta área essencial. Ao continuarem a explorar e desenvolver novas técnicas e abordagens, os fisioterapeutas podem não apenas melhorar os resultados clínicos, mas também contribuir para uma mudança cultural em direção à prevenção e ao autocuidado, promovendo uma sociedade mais saudável e informada sobre a importância da saúde pélvica.

REFERÊNCIAS BIBLIOGRÁFICAS

1. Botelho S, Martinho NM, Silva VR, et al. Abdominopelvic kinesiotherapy for pelvic floor muscle training: A tested proposal in different groups. Int Urogynecol J. 2015;26(12):1867-9.

2. Ghaderi F, Mohammadi K, Amir Sasan R, et al. Effects of stabilization exercises focusing on pelvic floor muscles on low back pain and urinary incontinence in women. Urology. 2016;93:50-4.
3. Teymuri Z, Hosseinifar M, Sirousi M. The effect of stabilization exercises on pain, disability, and pelvic floor muscle function in postpartum lumbopelvic pain: A randomized controlled trial. Am J Phys Med Rehabil. 2018;97(12):885-91.
4. Ehsani F, Sahebi N, Shanbehzadeh S, et al. Stabilization exercise affects function of transverse abdominis and pelvic floor muscles in women with postpartum lumbo-pelvic pain: A double-blinded randomized clinical trial study. Int Urogynecol J. 2020;31(1):197-204.
5. Vesentini G, Prior J, Ferreira PH et al. Pelvic floor muscle training for women with lumbopelvic pain: A systematic review and meta-analysis. Eur J Pain. 2020;24(10):1865-79.
6. Pennycuff JF, Borazjani A, Wang H, Iglesia C. Commercially available home pelvic training devices for the treatment of pelvic floor disorders: A systematic review and meta-analysis. Obstetrics and Gynecology. 2022;140(2):275-92.
7. Ye AL, Johnston E, Hwang S. Pelvic floor therapy and initial interventions for pelvic floor dysfunction in gynecologic malignancies. Current Oncology Reports. 2024;26(3):212-20.
8. Sigurdardottir T, Steingrimsdottir T, Geirsson RT, et al. Can postpartum pelvic floor muscle training reduce urinary and anal incontinence? An assessor-blinded randomized controlled trial. Am J Obstet Gynecol. 2020;222(3):247.e1-247.e8.
9. Hagen S, Stark D, Glazener C, et al. Individualised Pelvic Floor Muscle Training in Women With Pelvic Organ Prolapse (POPPY): A multicentre randomised controlled trial. Lancet. 2014;383(9919):796-806.
10. Wiegersma M, Panman CM, Kollen BJ et al. Effect of pelvic floor muscle training compared with watchful waiting in older women with symptomatic mild pelvic organ prolapse: Randomised controlled trial in primary care. BMJ. 2014;349:g7378.
11. Artymuk NV, Khapacheva SY. Device-assisted pelvic floor muscle postpartum exercise programme for the management of pelvic floor dysfunction after delivery. J Matern Fetal Neonatal Med. 2022;35(3):481-5.
12. Bø K, Driusso P, Jorge CH. Can you breathe yourself to a better pelvic floor? A systematic review. Neurourol Urodyn. 2023;42(6):1261-79.
13. Katz CMS, Barbosa CP. Effects of hypopressive exercises on pelvic floor and abdominal muscles in adult women: A Systematic review of randomized clinical trials. J Bodyw Mov Ther. 2024;37:38-45.
14. Zivkovic V, Lazovic M, Vlajkovic M, et al. Diaphragmatic breathing exercises and pelvic floor retraining in children with dysfunctional voiding. Eur J Phys Rehabil Med. 2012;48(3):413-21.
15. Bø K, Anglès-Acedo S, Batra A, et al. International urogynecology consultation chapter 3 committee 2; conservative treatment of patient with pelvic organ prolapse: Pelvic floor muscle training. Int Urogynecol J. 2022;33(10):2633-67.
16. Jorge CH, Bø K, Chiazuto Catai C, et al. Pelvic floor muscle training as treatment for female sexual dysfunction: A systematic review and meta-analysis. Am J Obstet Gynecol. 2024;231(1):51-66.e1.
17. Bø K, Anglès-Acedo S, Batra A, et al. Are hypopressive and other exercise programs effective for the treatment of pelvic organ prolapse?. Int Urogynecol J. 2023;34(1):43-52.
18. Khorasani F, Ghaderi F, Bastani P, et al. The effects of home-based stabilization exercises focusing on the pelvic floor on postnatal stress urinary incontinence and low back pain: A randomized controlled trial. Int Urogynecol J. 2020;31(11):2301-7.
19. Yu CY, Yu TY, Chen YW, et al. Core stabilization exercise in prenatal and postnatal women with urinary incontinence: A systematic review and meta-analysis of randomized controlled trials. Am J Phys Med Rehabil. 2023;102(11):990-9.
20. Ehsani F, Sahebi N, Shanbehzadeh S, et al. Stabilization exercise affects function of transverse abdominis and pelvic floor muscles in women with postpartum lumbo-pelvic pain: a double-blinded randomized clinical trial study. Int Urogynecol J. 2020;31(1):197-204.

21. Khorasani F, Ghaderi F, Bastani P, et al. The effects of home-based stabilization exercises focusing on the pelvic floor on postnatal stress urinary incontinence and low back pain: A randomized controlled trial. International Urogynecology Journal. 2020;31(11):2301-7.
22. Mamipour H, Farazmehr S, Negahban H, et al. Effect of core stabilization exercises on pain, functional disability, and quality of life in pregnant women with lumbar and pelvic girdle pain: A randomized controlled trial. Journal of Manipulative and Physiological Therapeutics. 2023;46(1):27-36.
23. Bø K, Anglès-Acedo S, Batra A et al. International urogynecology consultation chapter 3 committee 2; conservative treatment of patient with pelvic organ prolapse: Pelvic floor muscle training. International Urogynecology Journal. 2022;33(10):2633-67.
24. Basnet R. Impact of pelvic floor muscle training in pelvic organ prolapse. International Urogynecology Journal. 2021;32(6):1351-60.

ELETROESTIMULAÇÃO FUNCIONAL DO ASSOALHO PÉLVICO

Letícia de Azevedo Ferreira ▪ Marcia Maria Gimenez

INTRODUÇÃO

A eletroestimulação funcional do assoalho pélvico é amplamente utilizada por fisioterapeutas no tratamento de disfunções como incontinência urinária e fecal, prolapsos de órgãos pélvicos e disfunções sexuais. Essas disfunções têm um impacto significativo na vida das mulheres, e a eletroterapia oferece uma solução eficaz e acessível, tornando-se um recurso valioso na prática clínica. O recurso proporciona uma abordagem não invasiva para a reabilitação pélvica, melhorando a qualidade de vida e o bem-estar das pacientes.[1]

Os músculos do assoalho pélvico (MAP) desempenham um papel crucial no suporte dos órgãos pélvicos e no controle das funções urinária, fecal e sexual; com isso, intervenções fisioterapêuticas, como o treinamento dessa musculatura, são consideradas como primeira linha para o tratamento da incontinência urinária e podem ser efetivas para as demais disfunções.[2,3] A eletroterapia pode ser um recurso complementar e potencializar os resultados terapêuticos, uma vez que a eletroestimulação é uma opção de tratamento conservador para a incontinência urinária de esforço, de urgência e mista.[4]

A utilização da eletroterapia funcional do assoalho pélvico apresenta diferentes níveis de evidência e graus de recomendação, variando de acordo com o objetivo terapêutico desejado. Ela pode promover a contração muscular, melhorando a força e a coordenação do assoalho pélvico e oferece benefícios em casos em que a contração muscular voluntária é débil ou inexistente. Além disso, pode modular os impulsos elétricos nervosos para influenciar o comportamento vesical ou servir como método não farmacológico para o alívio da dor.[1,5]

Neste capítulo, iremos abordar os fundamentos da eletroestimulação, as técnicas de aplicação, indicações, contraindicações, perspectivas e uma atualização bibliográfica do uso da eletroterapia nas principais disfunções do assoalho pélvico.

ANATOMIA E FISIOLOGIA DO ASSOALHO PÉLVICO

Os MAP são um grupo muscular que desempenham um papel fundamental no suporte dos órgãos pélvicos e nas funções urinárias, fecais e sexuais. Todas as atividades do assoalho pélvico (AP) são mediadas e controladas pelo sistema nervoso, evidenciando a importância da conexão neuromuscular para a manutenção da saúde do assoalho pélvico.[6]

A função normal dos MAP é definida como a habilidade de realizar uma ação voluntária normal ou uma forte contração. Outra função é a contração involuntária dos MAP, que resulta em um fechamento circular da vagina, uretra e do ânus e um movimento cranioventral do períneo associado a um movimento ascendente dos órgãos pélvicos (sustentação).[7,8]

No músculo estriado, como o AP, disfunções no controle neural podem ser induzidas por traumas, doenças ou causas funcionais, manifestando-se como hiperatividade, hipoatividade ou descoordenação na atividade dos músculos. Além disso, esses músculos estão sob controle reflexo predominante e possuem controle voluntário relativamente fraco, com uma quantidade limitada e de baixa qualidade de dados sensoriais contribuindo para a consciência sobre eles.[6]

Na prática, cerca de 30-50% das mulheres são incapazes de realizar a contração correta dos músculos perineais, aumentando para 70% em mulheres com disfunções dos MAP.[9,10] Muitas pacientes são incentivadas a realizar as contrações dos MAP, mas não são avaliadas para determinar sua capacidade de realizar a contração de maneira adequada ou instruídas a técnicas que podem auxiliar a realização destas contrações.[11]

A reabilitação funcional dos MAP é possível, uma vez que a literatura é unânime em afirmar que os exercícios pélvicos melhoram a capacidade de recrutamento da musculatura, seu tônus e a coordenação.[2] Para isso, podemos utilizar outros métodos associados ao treinamento dos músculos do assoalho pélvico (TMAP), como a estimulação elétrica.[1,6]

FUNDAMENTOS DA ELETROESTIMULAÇÃO

A estimulação elétrica terapêutica, ou eletroterapia, utiliza uma corrente elétrica por meio de um equipamento para atingir diversos objetivos terapêuticos, como analgesia, estimulação muscular tanto de músculos com sistema neuromuscular íntegro quanto músculos desnervados, e reparação tecidual, em especial, cicatrização de feridas.[5] Outra utilização muito comum é para o tratamento de disfunções do assoalho pélvico, uma opção de manejo seguro, de baixo custo e complementar as demais opções terapêuticas.[1,5,10]

Fatores determinantes devem ser considerados para a utilização da estimulação elétrica terapêutica e se fazem importantes para que sejam garantidos os benefícios fisiológicos e os efeitos terapêuticos: nível de evidência científica de eficácia, conhecimento, experiência e questões relacionadas com o manuseio dos equipamentos, como parâmetros e modos de aplicação (Quadro 10-1).[1]

Visando à redução de dores agudas ou crônicas, a estimulação elétrica transcutânea (*Transcutaneous Electrial Nerve Stimulation* – TENS) tem como principal efeito fisiológico a ativação de receptores opioides no sistema nervoso central e periférico. De acordo com a Teoria das Comportas da Dor por Melzack e Wall em 1965,[12] a estimulação de fibras nervosas aferentes de grandes diâmetros promove a inibição da atividade das fibras nociceptivas no corno dorsal da medula. A TENS não é propriamente um equipamento ou uma corrente elétrica específica, mas um método de ativação de fibras nervosas por meio de impulsos elétricos para modular a dor.[5]

A estimulação elétrica para induzir a contração do músculo esquelético é normalmente utilizada para aumentar a força muscular, prevenir atrofias ou facilitar o desempenho de atividades funcionais durante a reabilitação. Com isso, a eletroestimulação muscular é conhecida por dois termos:

1. Estimulação elétrica neuromuscular (*Neuromuscular Electrical Stimulation* – NMES).
2. Estimulação elétrica funcional (*Functional Electrical Stimulation* – FES).[5]

A NMES é o uso da eletroestimulação para promover ganhos de força muscular ou prevenir atrofias, enquanto a FES irá promover contrações musculares para executar ou controlar funções prejudicadas. Quando o paciente é incapaz de contrair o músculo voluntariamente, a NMES é a mais indicada para auxiliar o músculo a alcançar uma ativação voluntária suficiente para permitir a realização do exercício e melhorar a força muscular.[4]

Quadro 10-1. Definição dos Principais Parâmetros Utilizados na Eletroterapia

Parâmetro	Definição
Frequência de pulso (Hz)	Pulsos produzidos por segundo. Irá variar de acordo com o objetivo da utilização da corrente. Possui um papel importante para o desenvolvimento do torque e o controle da fadiga muscular
Duração de pulso (μs ou ms)	Comumente conhecido como largura de pulso, é a medida de tempo para que o pulso saia da linha de base e retorne a ela. Está relacionado com o conforto da paciente e o efeito terapêutico desejado. Aumentar a duração de pulso aumenta a carga do pulso e o recrutamento de unidades motoras
Amplitude da corrente (mA)	Nos aparelhos, pode ser chamada como intensidade ou dose. Aumentar a amplitude aumentará a quantidade de energia entregue para os tecidos e maiores serão os efeitos fisiológicos e terapêuticos da corrente. É o parâmetro que será ajustado para dar início a aplicação e será determinado individualmente. Fatores como o desconforto e a camada adiposa subcutânea podem influenciar
Tempo de estimulação	Recomenda-se definir a duração do tratamento pelo número de repetições e não apenas o tempo de estímulo. Medidos em segundos, o T on determinará o tempo de contração, enquanto o T off, o período de relaxamento. Como os tempos on-off são adaptados para acompanhar o progresso do paciente, a duração da NMES pode permanecer a mesma, mas o número total de repetições pode diferir

Essas correntes elétricas estimulam os nervos que inervam o músculo, causando a despolarização das membranas das células nervosas, e esse processo de despolarização ativa as fibras musculares, resultando na contração do músculo. A eletroestimulação recruta as unidades motoras de maneira não seletiva e simultânea, isso significa que as unidades motoras são ativadas ao mesmo tempo, independentemente do seu tamanho. Esse recrutamento das unidades motoras promove adaptações fisiológicas similares às obtidas pelo treinamento voluntário, melhorando a força e a função muscular.[4]

No caso da eletroestimulação, as correntes utilizadas são de baixa (até 1.000 Hz) ou média frequência (de 1.000 Hz a 100 KHz), do tipo alternada ou pulsada. A corrente alternada gera mudança constante da direção do fluxo de elétrons, que é contínuo, ou seja, não apresenta intervalos na passagem de corrente, diferente da pulsada que tem um intervalo entre os pulsos e promove uma pausa na corrente que está sendo transmitida aos tecidos. Outro aspecto importante é a polaridade da corrente. O fluxo bidirecional desses tipos de correntes as caracterizam como não polarizadas, o que diminui os riscos da sua aplicação.[4]

As correntes alternadas de média frequência possuem parâmetros característicos, como a frequência portadora, os trens de pulso (*bursts*), a frequência dos trens de pulso (*bursts*) e o ciclo de trabalho. Sua utilização baseia-se na teoria de que frequências mais altas da corrente, quando comparadas com corrente de baixa frequência, podem reduzir a impedância da pele e de tecidos subcutâneos, aumentando o conforto sensorial durante a estimulação e a profundidade de penetração da corrente. Embora esses benefícios possam ser um fator importante para a prática clínica, a maioria dos estudos utiliza correntes de baixa frequência.[1,5]

Para eletroanalgesia, as correntes elétricas podem ser caracterizadas como corrente pulsada bifásica simétrica balanceada e corrente pulsada bifásica assimétrica balanceada, ambas não polarizadas, que permitem ser utilizadas por longos períodos e com altas amplitudes, sem apresentar risco de queimaduras químicas da pele. Para a utilização da TENS, os seguintes parâmetros devem ser ajustados no aparelho: amplitude, duração do pulso, frequência (considera-se TENS de baixa frequência os ajustes de até 10 Hz e TENS de alta frequência os ajustes superiores a 10 Hz até 150 a 200 Hz) e modo de emissão dos pulsos, que pode ser contínuo, *bursts* ou modulado. Esses ajustes permitem quatro modalidades de TENS, conforme descritas por Liebano no Quadro 10-2.[5]

Os recursos eletroterapêuticos para o tratamento das disfunções pélvicas abrangem diversas modalidades, cada uma com mecanismos e objetivos específicos.[1] No caso da eletroestimulação, o objetivo é estimular as fibras eferentes motoras do nervo pudendo. Essa estimulação provoca uma contração direta dos músculos do assoalho pélvico, o que é especialmente benéfico para mulheres que não conseguem ou têm dificuldade em contrair essa musculatura. A eletroestimulação ajuda no recrutamento muscular, aumentando a conscientização e controle da musculatura do assoalho pélvico.[5,6,13]

Por outro lado, a neuromodulação diferencia-se da eletroestimulação. Enquanto a eletroestimulação visa à contração dos músculos esqueléticos, a neuromodulação tem como objetivo a modulação da transmissão dos impulsos elétricos ao nível das junções neurais pós-ganglionares. Isso é feito por meio do estímulo de nervos periféricos, como o nervo pudendo, o nervo tibial e os dermátomos. O mecanismo de ação da neuromodulação não se concentra na contração muscular, mas sim na mediação do comportamento vesical e na redução dos níveis de dor.[1,14]

É importante compreender que, quando a corrente elétrica é adotada para o tratamento, ao mudarmos os parâmetros referentes a frequência, amplitude e duração de pulso, alteramos a dosagem terapêutica. Então, não é somente o tipo de corrente aplicada que promove o efeito terapêutico, a aplicação de combinação de determinados parâmetros também promove efeitos terapêuticos diferentes ou insuficientes na mesma população. Dessa forma, parâmetros devem ser levados em consideração ao aplicarmos recursos eletroterapêuticos no tratamento de disfunções pélvicas.[1,15]

Os parâmetros na eletroestimulação são abrangentes, e a literatura ainda varia muito sobre quais são os mais indicados, o que gera uma padronização não muito concreta e limita a descrição dos parâmetros utilizados, dificultando a replicação das sessões com melhores resultados. Atualmente, a descrição dos parâmetros e procedimentos deve ser seguir as diretrizes publicadas por Barbosa *et al.*, facilitando assim uma melhor reprodutibilidade dos métodos utilizados, possibilitando uma análise crítica dos resultados obtidos e contribuindo para o avanço do conhecimento nesta área.[15]

Quadro 10-2. As Quatro Modalidades Descritas por Libano[5]

Modalidades de TENS	Frequência	Duração do pulso	Amplitude
Convencional	10-200 Hz	≤ 100 µs	Nível sensorial
Acupuntura	< 10 (1-4) Hz	150-200 µs	Nível motor
Burst	100 modulada em 2 Hz	200 µs	Nível motor
Breve-intensa	200 Hz	150-200 µs	Nível motor/doloroso

Para breve citação, as diretrizes de Barbosa *et al.* contemplam a apresentação dos parâmetros utilizados durante a realização da pesquisa e prática clínica, como: tipo de corrente, amplitude, polaridade, modo de estimulação, frequência, posicionamento da paciente, descrição completa do equipamento e eletrodo utilizado, avaliação dos MAP e tratamento proposto.[15]

TÉCNICAS DE APLICAÇÃO DA ELETROESTIMULAÇÃO FUNCIONAL

A aplicação das correntes elétricas de maneira não implantável é subdividida em invasiva (eletroestimulação percutânea); semi-invasiva (*probes* vaginais e anais) e não invasiva (eletrodos transcutâneos). A escolha do tipo de eletrodo deve levar em conta as preferências da mulher, pois a literatura ainda não demonstrou superioridade entre os métodos.[1,16]

A aplicação não invasiva pode ser realizada na região suprapúbica, perineal, tibial ou sacral. As técnicas suprapúbicas e em dermátomos na região perianal são pouco descritas na literatura, já a aplicação parassacral é utilizada principalmente no tratamento de crianças. A maior parte dos estudos publicados reporta o uso da eletroestimulação do nervo tibial, que pode ser realizada de maneira transcutânea ou percutânea.[16]

Na eletroestimulação transcutânea do nervo tibial, são utilizados dois eletrodos: um localizado atrás do maléolo medial e o outro alinhado 5-10 cm acima. Esta aplicação pode ser feita unilateral ou bilateralmente, e o posicionamento adequado gera um movimento de flexão do hálux. No estímulo percutâneo, a eletroestimulação é realizada no ponto Sanyinjiao (SP6), onde uma agulha é inserida no maléolo medial do tornozelo direito ou esquerdo, entre a margem posterior da tíbia e o tendão do músculo sóleo.[16]

As aplicações semi-invasivas, intravaginal ou anal, podem ser utilizadas tanto para neuroestimulação quanto neuromodulação. Apesar de estarem bem documentadas na literatura, ainda não existe um consenso sobre o melhor equipamento, parâmetros e sondas a serem utilizados.[16]

PASSOS PRÁTICOS PARA A APLICAÇÃO

Inicialmente o fisioterapeuta pode realizar uma sessão de conscientização sobre eletroestimulação, em que serão fornecidas informações detalhadas sobre o procedimento. O objetivo é proporcionar uma experiência segura, eficaz e confortável para as pacientes, e, durante a sessão, podem ser abordados os seguintes pontos:

- *Funcionamento do aparelho utilizado*: explicação sobre como o aparelho de eletroestimulação envia correntes elétricas para uma determinada região por meio de uma sonda ou eletrodo específico.
- *Contraindicações da eletroestimulação*: mencionar as condições em que o uso deste recurso não é recomendado.
- *Sensações durante a eletroestimulação*: informações sobre as sensações que as pacientes podem experimentar, como um leve formigamento inicial na área tratada, conhecido como o primeiro ponto sensitivo, e leves contrações musculares à medida que a intensidade da corrente aumenta, chamadas de ponto motor.
- *Objetivo da sessão*: explicação dos benefícios da eletroestimulação e as precauções a serem observadas.

Na sequência, o fisioterapeuta deve realizar a assepsia das mãos com água e sabão e utilizar luvas de procedimento durante toda a realização da eletroterapia. Para o preparo da pele/mucosa da paciente antes do procedimento, é essencial que sejam fornecidas orientações quanto a higienização adequada da área a ser tratada. Isso envolve a limpeza suave da pele ou mucosa com água e sabão, seguida pela secagem cuidadosa para garantir que a área esteja limpa e seca antes do início do procedimento. Essa preparação é importante para garantir a eficácia do tratamento e reduzir o risco de infecções ou irritações.

Também devem ser adotadas ações protetivas na higienização dos equipamentos que serão utilizados na avaliação e tratamento das pacientes. A limpeza dos eletrodos de superfície (silicone ou borracha de carbono) deve ser realizada entre cada atendimento, com água e sabonete antisséptico. Após a lavagem, os eletrodos devem ser bem secos.[1,5]

Os *probes* intracavitários, em razão do contato com mucosas, devem ser utilizados com gel e são de uso individual; por isso, é necessário um cuidado ainda maior na higienização. Recomenda-se que a limpeza seja feita tanto no eletrodo quando no cabo da sonda, sempre antes e após cada exame, avaliação ou tratamento.[1,5]

INDICAÇÕES E CONTRAINDICAÇÕES

Para a eletroestimulação na musculatura dos músculos do assoalho pélvico, com base na literatura, a maior indicação refere-se aos casos de disfunções que objetivem o ganho de força e hipertrofia dessa musculatura, com base nos critérios de funcionalidade, na queixa clínica e no diagnóstico cinético funcional, com destaque para as mulheres que apresentem baixa ou ausente conscientização dos MAP. Por exemplo, nos casos de incontinência urinária aos esforços,[17,18] sugere melhora da resistência na contração dos MAP, podendo ser uma estratégia de tratamento.

O uso de uma corrente com objetivos analgésico (TENS) nos MAP visando à preparação para próximas estratégias poderá ser indicado. Segundo Gadheri *et al.*, em 2019,[19] se o fisioterapeuta descobrir que há pontos sensíveis ou de gatilho no assoalho pélvico, métodos minimamente invasivos, como eletroterapia para alívio da dor, por exemplo, TENS, poderão contribuir no controle da dor (Quadro 10-3).[20]

No caso do uso da eletroestimulação intracavitária, sabe-se que este é um método que pode causar dor, sensações desagradáveis, infecção e irritação no canal vaginal. As condições em que o uso da eletroestimulação intracavitária é contraindicado são: gestação ou suspeita de gestação, câncer ginecológico, presença de lesões ou infecções uroginecológicas, prolapso de órgãos pélvicos acentuados, marca-passos ativos, alteração de sensibilidade ou déficit cognitivo e em crianças. Todos os casos devem ser analisados individualmente antes de se propor a aplicação de qualquer estimulação elétrica (Quadro 10-4).[1,5,21]

Quadro 10-3. Indicações do Uso de Eletroterapia nas Disfunções do Assoalho Pélvico.[20]

Modalidade	Condições	Duração
Estimulação elétrica neuromuscular	■ Fraqueza dos MAP ■ Incontinência urinária de esforço, mista ou de urgência ■ Incontinência fecal ■ Falta de coordenação dos MAP	■ Fraqueza muscular: 8-12 semanas ■ Neuromodulação: 2-4 meses
TENS	■ Dor pélvica crônica ■ Endometriose ■ Dismenorreia ■ Disfunções sexuais	■ Tempo e modo de tratamento devem ser determinados pelo fisioterapeuta dependendo da condição do paciente, idade e severidade da dor

Quadro 10-4. Contraindicações[1]

Modalidade		Tumor	Olhos e testículos	Marca-passo	Epífise ativa	Implante metálico	Insuficiência circulatória local	Epilepsia	Tecido hemorrágico	Tecido desvitalizado
Estimulação elétrica	Genérica	L		G	L			Pescoço	G	
	TENS	L		G	L			Pescoço	G	
	Interferência	L		G	L			Pescoço	G	
	Outras correntes de baixa/média frequência	L		G	L			Pescoço	G	

Cinza-escuro: contraindicado; cinza-claro: precaução; branco: efeitos adversos não conhecidos. As contraindicações são marcadas como gerais. (G, não se deve aplicar em nenhum local; L, não se deve aplicar no local, mas aplicações a distância não configuram problema).

EVIDÊNCIAS CIENTÍFICAS E RESULTADOS CLÍNICOS

O estudo de Jha *et al.*, em 2018,[22] avaliou o resultado clínico e a correlação do custo-efetividade com o uso da eletroestimulação associada ao treinamento dos músculos do assoalho em comparação com outro grupo de mulheres apenas com o treinamento dos músculos do assoalho pélvico, sendo um estudo randomizado, no qual as participantes tinham queixa de incontinência urinária e disfunção sexual. Verificaram que, em mulheres que apresentaram incontinência urinária associada à disfunção sexual, a fisioterapia foi benéfica para melhora da função sexual geral. No entanto, nenhuma forma específica de fisioterapia foi benéfica em detrimento de outra.

Em um outro estudo, neste caso em mulheres que não conseguiam contrair voluntariamente os músculos do assoalho e apresentavam incontinência urinária (autorrelatada), foi realizado um ensaio clínico randomizado, com um total de 64 mulheres, com função muscular do AP avaliada por palpação bidigital apresentando grau 0 ou 1 na Escala de Oxford Modificada.[23]

O tratamento proposto teve duração de 8 semanas, e as participantes randomizadas para o grupo experimental receberam sessões semanais de 20 minutos de estimulação elétrica intravaginal com instruções para tentar realizar contrações musculares do assoalho pélvico durante a estimulação elétrica nos 10 minutos finais de cada sessão. O grupo de controle não recebeu nenhuma intervenção. Verificou-se que as mulheres que não conseguiam contrair os músculos do assoalho pélvico voluntariamente, com 8 semanas de estimulação elétrica intravaginal e tentativas de contração voluntária melhoraram a capacidade de contrair os músculos do assoalho pélvico e reduziram a gravidade geral e o impacto da incontinência urinária na qualidade de vida.[23]

Em um estudo, Aiming *et al.*, em 2023, realizaram o uso da eletroestimulação na musculatura do AP associada ao *biofeedback* em mulheres após cirurgia reconstrutiva do AP por prolapso de órgãos pélvicos. As pacientes do grupo de controle receberam cuidados de enfermagem pós-operatórios de rotina e as pacientes do grupo de intervenção foram submetidas à eletroestimulação intravaginal e ao *biofeedback*. Os resultados incluíram a recuperação da função urinária, a melhora da força dos MAP e a mudança nas pontuações do Pelvic Floor Distress Inventory Questionnaire-20 (PFDI-20). Esses resultados do estudo foram avaliados na pré-intervenção (2 meses após a cirurgia, 3 meses após a cirurgia e 6 meses após a cirurgia). Concluíram que a eletroestimulação pós-operatória e o uso do *biofeedback* podem melhorar significativamente a função urinária, a força dos MAP e a qualidade de vida relatada pela paciente.[24]

No caso de dor genitopélvica, como dispareunia, um sintoma doloroso dos músculos do assoalho pélvico durante a relação sexual, que possui etiologia multifatorial, pode ser necessário uma abordagem multidisciplinar para tratá-la. Os fatores musculoesqueléticos desempenham um papel importante; assim, avaliar e tratar a musculatura do assoalho pélvico e adequar o tônus dessa musculatura pode ser uma forma eficaz de tratar essa disfunção.[19]

O respectivo estudo clínico randomizado e controlado avaliou os efeitos das técnicas de tratamento do AP nos casos de dispareunia. O grupo experimental (n=32) recebeu eletroterapia, terapia manual e TMAP e o grupo controle (n=32) não recebeu tratamento (lista de espera). Foram realizadas avaliações de força e resistência dos MAP, função sexual e dor que foram feitas diretamente antes e após 3 meses de tratamento e no acompanhamento de 3 meses. As mudanças entre grupos mostraram melhora significativa no grupo experimental em comparação com o grupo de controle. A diferença média na força dos MAP (de acordo com a escala de Oxford 0-5) entre os grupos foi de 2,01 e a diferença média de resistência foi de 6,26. Além disso, a diferença média na pontuação do Índice de Função Sexual Feminina (a pontuação varia de 2 a 95) foi de 51,05, e a diferença média na pontuação da Escala Visual Analógica (EVA) de dor foi de 7,32. Todas as alterações foram estatisticamente significativas (p < 0,05).[19]

Os participantes do grupo experimental receberam 10 sessões de tratamento (uma vez por semana) durante 3 meses e fizeram exercícios progressivos para os músculos do assoalho pélvico de modo domiciliar todos os dias. Cada sessão continha 15 a 20 minutos de técnicas manuais para liberar pontos-gatilho no assoalho pélvico usando liberação miofascial intravaginal de tecidos moles e massagem intravaginal profunda, e 20 a 25 minutos de TENS de alta frequência usando eletrodos intravaginais e intensidade máxima tolerável para aliviar a dor. As participantes também foram instruídas a realizar exercícios graduados para os músculos do assoalho pélvico e receberam instruções sobre como realizar esses exercícios progressivamente a cada semana. Os fisioterapeutas podem fornecer informações anatômicas simples do assoalho pélvico e orientar a paciente sobre o controle do tônus do assoalho pélvico usando um espelho, palpação vaginal digital ou *biofeedback*. Se o fisioterapeuta descobrir que há pontos sensíveis ou de gatilho no assoalho pélvico, métodos minimamente invasivos, como liberação miofascial e métodos de eletroterapia para alívio da dor, como TENS, podem ajudar no controle da dor.[19]

CONSIDERAÇÕES FINAIS E PERSPECTIVAS

Como descrito anteriormente, o treinamento muscular do assoalho pélvico (TMAP) possui recomendação com grau de evidência científica nível 1A para o tratamento de incontinência urinária aos esforços e recomendação grau B para incontinência urinária mista.

No entanto, estudos com base em evidência sugerem uma tendência para a indicação do uso da eletroestimulação dos músculos do assoalho pélvico com o objetivo de fortalecimento muscular em mulheres com consciência ausente ou fraca dessa musculatura.

É importante ressaltar que se faz necessário estudos com melhor desenho metodológico para avaliar os efeitos da eletroterapia dos MAP que ampliem a análise para a avaliação do custo-efetividade da referida técnica.

Por fim, no que se refere a escolha do aparelho e seleção dos parâmetros, a escolha do gerador elétrico depende da experiência do fisioterapeuta e também de quanto o fisioterapeuta pode alterar os parâmetros para atingir o ideal para o efeito desejado, de acordo com a prática baseada em evidências, e, alinhado com avaliação da paciente e da queixa clínica, eleger, selecionar e modular a frequência, duração e amplitude do pulso, o tipo de corrente, a forma da onda, o tempo de tratamento e, se necessário, a subida, descida, T-on/T-off, para garantir as metas propostas.

REFERÊNCIAS BIBLIOGRÁFICAS

1. Driusso P, Avila MA, Liebano RE. Agentes eletrofísicos na saúde da mulher. 1. ed. Rio de Janeiro, RJ: Thieme Revinter Publicações; 2021.
2. Cacciari LP, Dumoulin C, Hay-Smith EJ. Pelvic floor muscle training versus no treatment, or inactive control treatments, for urinary incontinence in women: A Cochrane systematic review abridged republication. Braz J Phys Ther. 2019;23(2):93-107.
3. Cardozo L, Rovner E, Wagg A, et al. ICI-ICS. International Continence Society, Bristol UK, (eds). Incontinence. 7th ed. 2023.
4. Shamliyan TA, Kane RL, Wyman J, Wilt TJ. Systematic review: Randomized, controlled trials of nonsurgical treatments for urinary incontinence in women. Ann Intern Med. 2008;148(6):459-73.

5. Liebano RE. Eletroterapia aplicada à reabilitação: dos fundamentos às evidências. 1. ed. Rio de Janeiro, RJ: Thieme Revinter Publicações; 2021.
6. Bø K, Mørkved S. Pelvic floor and exercise science. In: Bø K, Bary B, Siv M, Marijke VK. Evidence-based physical therapy for the pelvic floor: Bridging science and clinical practice. 2. ed. Toronto: Elsevier; 2015. p. 35-42.
7. Talasz H, Himmer-Perschak G. Marth E, Fischer-Colbrie J, Hoefner E, Lechleitner M. Evaluation of pelvic floor muscle function in a random group of adult women in Austria. Int Urogynecol J Pelvic Floor Dysfunct. 2008;19(1):131-5.
8. Pinheiro BF, Franco GR, Feitosa SM, et al. Fisioterapia para consciência perineal: uma comparação entre as cinesioterapias com toque digital e com auxílio de biofeedback. Fisioter Mov. 2012;25(3):639-48.
9. Mateus-Vasconcelos ECL, Brito LGO, Driusso P, et al. Effects of three interventions in facilitating voluntary pelvic floor muscle contraction in women: a randomized controlled trial. Braz J Phys Ther. 2018;22(5):391-9.
10. Mateus-Vasconcelos ECL, Ribeiro AM, Antônio FI, et al. Physiotherapy methods to facilitate pelvic floor muscle contraction: A systematic review. Physiother Theory Pract. 2017;34(6):420-32.
11. Moen MD, Noone MB, Vassallo BJ, Elser DM. Pelvic floor muscle function in women presenting with pelvic floor disorders. Int Urogynecol J. 2009;20:843-6.
12. Melzack R, Wall PD. Pain mechanisms: A new theory: A gate control system modulates sensory input from the skin before it evokes pain perception and response. Science. 1965;150(3699):971-9.
13. Bø K, Talseth T, Holme I. Single blind, randomised controlled trial of pelvic floor exercises, electrical stimulation, vaginal cones, and no treatment in management of genuine stress incontinence in women. BMJ. 1999;318(7182):487-93.
14. de Wall LL, Heesakkers JP. Effectiveness of percutaneous tibial nerve stimulation in the treatment of overactive bladder syndrome. Res Rep Urol. 2017;9:145-57.
15. Barbosa AMP, Parizotto NA, Pedroni CR, et al. How to report electrotherapy parameters and procedures for pelvic floor dysfunction. Int Urogynecol J. 2018;29(12):1747-55.
16. Stewart F, Gameiro LF, El Dib R, et al. Electrical stimulation with non-implanted electrodes for overactive bladder in adults. Cochrane Database Syst Rev. 2016;12(12):CD010098.
17. Li W, Hu Q, Zhang Z, et al. Effect of different electrical stimulation protocols for pelvic floor rehabilitation of postpartum women with extremely weak muscle strength: randomized control trial. Medicine. 2020;99(17):e19863.
18. Zhu Y, Li G, Zhu Y, et al. Comprehensive treatment of pelvic floor muscle training plus biofeedback electrical stimulation for stress urinary incontinence: a clinical study. American journal of translational research. 2022;14(3):2117-22.
19. Ghaderi F, Bastani P, Hajebrahimi S, et al. Pelvic floor rehabilitation in the treatment of women with dyspareunia: a randomized controlled clinical trial. Int Urogynecol J. 2019;30(11):1849-55.
20. Stephenson RG, Connor LJO. Fisioterapia aplicada à ginecologia e obstetrícia. 1. ed. Barueri, São Paulo: Manole; 2004.
21. Silva MPP, Marques AA, Amaral MTP. Tratado de fisioterapia em saúde da mulher. 2. ed. São Paulo: Guanabara Koogan; 2018.
22. Jha S, Walters SJ, Bortolami O, et al. Impact of pelvic floor muscle training on sexual function of women with urinary incontinence and a comparison of electrical stimulation versus standard treatment (IPSU trial): a randomised controlled trial. Physiotherapy. 2018;104(1):91-7.
23. Ignácio AF, Bø K, Pena CC, et al. Intravaginal electrical stimulation increases voluntarily pelvic floor muscle contractions in women who are unable to voluntarily contract their pelvic floor muscles: a randomised trial. J Physiother. 2022;68(1):37-42.
24. Aiming LV, Gai T, Zhang S, et al. Electrical stimulation plus biofeedback improves urination function, pelvic floor function, and distress after reconstructive surgery: a randomized controlled trial. Int J Colorectal Dis. 2023;38(1):226.

FUNDAMENTOS DA FOTOBIOMODULAÇÃO E INTERVENÇÕES NO ASSOALHO PÉLVICO

Adriana Schapochnik • Izabela Lopes Mendes

INTRODUÇÃO

A fotobiomodulação (FBM) é apontada como uma ferramenta terapêutica em diversas modalidades de tratamento na área da saúde e apresenta-se com aparelhos de fácil manuseio, em que os fótons são irradiados no local acometido de maneira não invasiva e indolor, e é amplamente utilizada no controle das mais diversas afecções. Os estudos iniciais, com o uso dessa tecnologia, baseavam-se no efeito cicatricial, mas hoje se sabe que são várias as possibilidades de desfechos nas mais diversas intervenções com FBM nas áreas da saúde, as quais enfrentam insucessos terapêuticos nos modelos convencionais, inclusive os farmacológicos, que podem não apresentar eficácia satisfatória e efeitos colaterais indesejáveis. Porém, pode ser uma alternativa em várias frentes de intervenção de maneira concomitante e ou isolada na saúde, inclusive nas disfunções do assoalho pélvico.

FOTOBIOMODULAÇÃO

A FBM consiste na aplicação de luz no sistema biológico e utiliza aparelhos que emitem fótons, podendo ser de *laser* (*Light Amplification by Stimulated Emission of Radiation*) ou LED (*Light Emitting Diode*), não invasivos, indolores e caracterizados como recurso terapêutico durante o processo de reabilitação do paciente.

O LED é o componente eletrônico semicondutor que transforma energia elétrica em luz constituído de diodos semicondutores. A emissão de luz é monocromática, não coerente e não colimada, e, assim, atinge áreas maiores na sua incidência, o que a difere da luz *laser*. O *laser* também é monocromático, porém colimado e coerente, portanto tem a característica de precisão no local de tratamento e traz um número maior de pesquisas em diversas áreas de atuação.[1,2]

Dentro das fontes ópticas citadas na FBM, é importante descrever com mais especificidade o aparelho de *laser*, devido às altas evidências cientificas e ao maior uso na prática clínica.

O *laser* apresenta os seguintes conceitos físicos que compõem a dosimetria para a entrega da irradiação no tecido biológico: monocromático, coerente, colimado, regime temporal (contínuo/CW e/ou pulsado/Puls com frequências em Hertz/Hz), meio ativo (diodo), potência (miliwatts/mW), comprimento de onda em nanômetros/nm (vermelho – 630/780nm e infravermelho – 780/1.000 nm), energia (Joule/J) e densidade de energia (J/cm^2). Estes são conceitos básicos que todos os profissionais devem conhecer e aplicar com especificidades para cada tratamento nas diversas áreas da saúde.[3] A Figura 11-1 ilustra o espectro eletromagnético da luz.

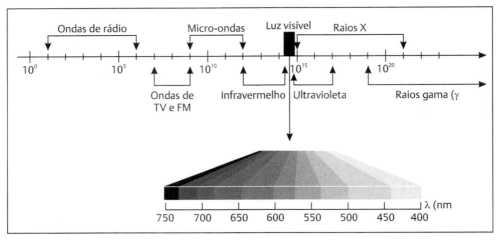

Fig. 11-1. Espectro eletromagnético.

Esses conceitos físicos são de grande importância para o profissional da saúde que que pretende atuar com a FBM. Este profissional deve manter a entrega dos fótons o mais perpendicular possível ao tecido e obter a melhor absorção da luz para atingir seus objetivos terapêuticos.

O modo de aplicação no tecido biológico pode ser local e pode ocorrer dos seguintes modos:

- *Contato*: essa técnica é aplicada em tecidos íntegros e saudáveis, atingindo, com precisão, o tecido a ser tratado.
- *Não contato*: essa técnica é aplicada em tecidos não íntegros e a entrega será com uma leve distância de maneira a não encostar o aparelho na lesão e provocar desconforto ao paciente.

É importante ressaltar que o profissional evite o modo varredura, descrito em literaturas mais antigas, que seria percorrer na área tratada irradiando os fótons no sentido vai e vem, pois essa entrega dificulta a absorção dos fótons.

Sabe-se que o uso do *laser*, na área da saúde em geral, não possui ainda exatidão quanto à dosimetria para se obter o efeito final desejado, pois ela depende de variáveis físicas e clínicas individuais para cada tipo de tratamento. Assim, deve-se levar em consideração, para determinar a dosimetria, o tipo de doença, o número de pontos e aplicações, o modo de aplicação, a frequência de aplicação, as doenças concomitantes e as características de cada paciente, como o fotótipo de pele, o estágio evolutivo da doença, bem como o tipo de tecido irradiado.[4]

Os mecanismos de ação do *laser*, no tecido biológico, são alvo de constantes pesquisas no meio acadêmico. De maneira simplificada, quando o estímulo da entrega de fótons, é absorvido pelas células teciduais por meio dos cromóforos, que liberam moléculas de adenosina trifosfato (ATP). Este, por sua vez, será utilizado pelas células para o desenvolvimento de suas funções; em consequência, reações bioquímicas favorecem a resposta biológica pretendida, que podem ser denominados de desfechos, conforme descritos na

Figura 11-2: anti-inflamatório, analgésico, cicatricial, antiedematoso, reparação nervosa, *performance* muscular, efeito antioxidante e bactericida.[5]

Vale destacar que também com *laser* pode ser realizada a ILIB (*Intravascular Laser Irradiation of Blood*), que consiste na terapia sistêmica para o tratamento de doenças cardiovasculares, irradiação invasiva (fibra ótica de *laser* introduzida na artéria braquial), no regime temporal contínuo, comprimento de onda vermelho que interage com o sangue arterial e, portanto, em toda a circulação sanguínea com efeitos sistêmicos, e, com os avanços tecnológicos, a terapia passou a ser realizada de maneira não invasiva, apresentada como Fotobiomodulação Vascular (FBMV), que consiste na irradiação do *laser* vermelho sobre a artéria radial (transcutânea) pela conexão do aparelho a uma pulseira acoplada em um dos punhos do paciente, modo contínuo no comprimento de onda 660 nanômetros por trinta minutos (30') com aparelhos de 100 mW de potência como prática integrativa.[2,6]

Outro recurso também utilizado na FBM é a Terapia Fotodinâmica (TF), que consiste no princípio da interação da luz com um composto fotossensibilizador e oxigênio, resultando em espécies reativas capazes de causar a morte de microrganismos. Para escolher o agente fotossensibilizador é necessário avaliar alguns critérios, como: concentração ideal, permeabilidade no tecido, farmacocinética favorável, baixa toxicidade para os tecidos vivos, solubilidade em meio fisiológico, propriedades fotofísicas e fotoquímicas com alta *performance* na produção de Espécies Reativas de Oxigênio (ROS), e outras características que também devem ser observadas.

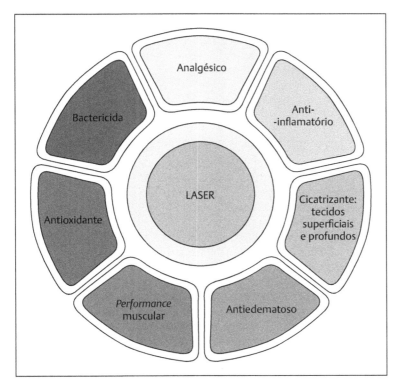

Fig. 11-2. Desfechos do *laser*.

Dentre os agentes fotossensibilizantes, o mais utilizado é o azul de metileno. O comprimento de onda utilizado é a luz vermelha, podendo ser *laser* e/ou LED.[7]

Os recursos eletrofototerapêuticos apresentam contraindicações, e, deste modo, a FBM/FBMV também apresentam. O problema maior é que não temos consenso na literatura quanto as contraindicações, porém algumas delas são descritas nos manuais dos fabricantes e citadas abaixo:

- *Contraindicações para uso local*: útero gravídico; região com neoplasia; região ocular, sob risco de lesão e dano permanente na retina, por esse motivo é obrigatório o uso de proteção ocular ao paciente e ao profissional; lesões clínicas sem diagnóstico; pacientes sob tratamento de substância fotossensível, como ácido retinoico e isotretinoína; local com tatuagem e micropigmentação.
- *Contraindicações de ILIB e/ou FBMV*: pacientes com diagnóstico de arritmias complexas e insuficiência cardíaca; neoplasias hematológicas; gestantes; pacientes sob tratamento de substância fotossensível como isotretinoína; aplicação na artéria sobre o local de tatuagem.

Todo aparelho usado na FBM segue normas de segurança, que são fornecidas pelo fabricante e acompanham o registro ou cadastro de produto para saúde vigente na Agência Nacional de Vigilância Sanitária (Anvisa). Não utilize jamais aparelhos sem registro ou sem cadastro na Anvisa.

Destaco ser obrigatório, ao paciente e ao profissional, o uso de proteção ocular, óculos que acompanham o aparelho, durante a terapia, e sugere-se a exposição de placa de advertência sobre esse aspecto. O profissional deve seguir as regras de biossegurança para evitar contaminação, realizando a higienização do aparelho após o uso conforme as recomendações do fabricante. Quanto a prática clínica, os parâmetros dosimétricos na FBM são norteadores e a aplicabilidade do recurso deve ser realizada por critério exclusivo e responsabilidade do terapeuta. A *World Association of Laser Therapy* (Walt) deixa claro que as doses estão sujeitas a alterações a qualquer momento, portanto realize seus tratamentos com responsabilidade, dentro da sua área de formação e seguindo todas as normas de segurança citadas.

FOTOBIOMODULAÇÃO NAS DISFUNÇÕES DO ASSOALHO PÉLVICO

A utilização FBM, com aparelhos de *laser* e LED, nas disfunções pélvicas, tem despertado crescente interesse e demanda por investigação científica. Na prática clínica, profissionais de saúde, que fazem uso dessa tecnologia, observam os efeitos analgésicos e de *performance* muscular notáveis e perceptíveis, mas muitos estudos científicos apresentam parâmetros de irradiação incompletos e imprecisos.

Embora esses efeitos biológicos da FBM sejam amplamente documentados na literatura, ainda há uma escassez de estudos específicos focados nas disfunções pélvicas. Na contemporaneidade, é crucial buscar evidências científicas e adaptar essas informações para solucionar problemas específicos em diversas áreas, especialmente com o uso de FBM e DP. Essa lacuna de informações dificulta a obtenção de dados robustos para estudos futuros, sublinhando a necessidade de mais pesquisas, com um foco particular nas disfunções pélvicas. A carência de estudos detalhados impede a padronização de protocolos e a maximização dos benefícios da FBM. Por isso, é essencial que a comunidade científica invista em pesquisas mais abrangentes e rigorosas, que possam fornecer dados completos e precisos sobre os parâmetros de irradiação, doses, frequência e duração do tratamento. Isso permitirá um entendimento mais profundo dos mecanismos de ação da FBM nas DPF em diferentes condições clínicas, promovendo uma base sólida para a aplicação clínica segura.

Na revisão narrativa sobre o uso da FBM para tratamento da dor genitopélvica, o objetivo é analisar as evidências disponíveis na literatura, utilizando os efeitos sobre a dor, dessensibilização, qualidade da função sexual e outros possíveis efeitos benéficos para as pacientes como desfechos.[8]

Estudos afirmam que a fotobiomodulação resulta em analgesia devido a redução da atividade das fibras A-delta e C, alterações de citocinas pró-inflamatórias, quimiocinas e fatores de crescimento, no qual acredita-se que a ativação das fibras C é o principal causador da alodinia responsável pelo aumento da frequência urinária e dor vesical em pacientes com cistite intersticial e síndrome da bexiga dolorosa.[9,10]

A literatura afirma a fotobiomodulação atua nas mitocôndrias com o objetivo de aumentar a produção de ATP e liberar óxido nítrico, o que resulta na melhora do estresse oxidativo muscular, em que o oxido nítrico tem efeito direto sobre a vasodilatação, melhorando o aporte sanguíneo aos músculos e corrigindo, desta forma, um possível agente causador da dor miofascial.[9,10]

A FBM pode ser aplicada no comprimento de onda vermelho e infravermelho de forma simultânea por meio de equipamentos com ponteiras que permitem a aplicação intracavitária e extracavitária.[11] No Quadro 11-1, descrevemos alguns protocolos de aplicação da FBM nas disfunções do assoalho pélvico.

Embora as evidências na literatura sejam escassas, o uso da FBM para tratamento das disfunções pélvicas é um recurso inovador e mostra-se promissor. Salientamos que, mesmo não sendo uma avaliação objetiva, alguns pacientes relataram redução da dor na relação sexual, o que denota outros benefícios do tratamento avaliado, assim como redução dos sintomas urinários e melhora na constipação intestinal.[8]

Quadro 11-1. Resumo das Disfunções do Assoalho Pélvico e as Possibilidades de Protocolo de Tratamento com Fotobiomodulação

Disfunção do assoalho pélvico	Protocolo de FBM
Desordem de desejo e excitação	Comprimentos de onda: infravermelho (em casos de atrofia genital ou neuropatia periférica); adicionar vermelho caso paciente tenha realizado radioterapia, quimioterapia ou líquen escleroso Dose: 2 a 4 J
Desordem de orgasmo	Comprimentos de onda: infravermelho Dose: 3 a 4 J
Dispareunia de penetração	Comprimentos de onda: vermelho (em casos de inflamação local e infecção vaginal); adicionar infravermelho nos casos de ponto-gatilho, hipertonia de MAP, vulvodínia, episiotomia ou cirurgia genital) Dose: 2 a 5 J
Dispareunia de profundidade	Comprimentos de onda: infravermelho Dose: 3 a 4 J
Vaginismo	Comprimentos de onda: infravermelho Dose: 3 a 4 J
Síndrome geniturinária da menopausa	Comprimentos de onda: vermelho e infravermelho Dose: 3 a 4 J

REFERÊNCIAS BIBLIOGRÁFICAS

1. Hamblin MR. PubMed Central® (PMC). AIMS Biophysics. Previous ArticleNext Article. 2017;4(3):337-61.
2. Fernandes KPS, et al. Vascular photobiomodulation. Photobiomodulation, Photomedicine, and Laser Surgery. 2021;39(3):143-4.
3. Guimarães KB, et al. Fotoengenharia do processo de reparo ósseo induzido pela laserterapia de baixa potência (GaAlAs): estudo em fêmures de ratos. 2006.
4. Chavantes MC, Tomimura S. Fundamentos do laser. In: Chavantes, MC, editor. Laser em biomedicina: princípios e prática. São Paulo: Atheneu; 2009.
5. Gomes CF, Schapochnik A. O uso terapêutico do Laser de Baixa Intensidade (LBI) em algumas patologias e sua relação com a atuação na Fonoaudiologia. Distúrbios da Comunicação. 2017;29(3):570-8.
6. Schapochnik A, Alonso PT. Possibilidades da implementação do método de fotobiomodulação vascular na política nacional de práticas integrativas e complementares. Cadernos de Naturologia e Terapias Complementares. 2021;10(18)45-8.
7. Ceccato RB, Magalhães LS, Rodrigues MFSD, et al. Methylene blue mediated antimicrobial photodynamic therapy in clinical human studies: The state of the art. Photodiagnosis Photodyn Ther. 2020;31:101828.
8. Mancilha N, et al. Uso da fotobiomodulação para tratamento da dor genitopélvica: uma revisão narrativa. Revista Universitária Brasileira. 2023;1(3).
9. Butrick CW, et al. Transvaginal photobiomodulation improves pain in women with pelvic muscle tenderness and interstitial cystitis/bladder pain syndrome: A preliminary observational study. Urology. 2022;170(14):20.
10. Gao Y, Zhang R, Chang HH, Rodríguez LV. The role of C-fibers in the development of chronic psychological stress induced enhanced bladder sensations and nociceptive responses: A multidisciplinary approach to the study of urologic chronic pelvic pain syndrome (MAPP) research network study. Neurourol Urodyn. 2018;37(2):673-80.
11. Lenzi J, Rezende L. Fotobiomodulação com Laser e LED em Uroginecologia e Proctologia: Da evidência à prática clínica. Thieme Revinter; 2021.

BIOFEEDBACK E CONES VAGINAIS

Izabela Lopes Mendes

INTRODUÇÃO

O tratamento conservador é indicado como primeira linha de terapia das disfunções do assoalho pélvico. Comumente, utilizamos inúmeras intervenções na reabilitação das disfunções pélvicas com mecanismos de ação mecânica, como, por exemplo, uso de pessários, ação física como o treinamento dos músculos do assoalho pélvico que pode ser associada ou não com o uso de dispositivos de assistência que potencializam a melhora do controle muscular, ação comportamental por meio do aconselhamento educacional e estilo de vida, ação psicológica com terapias que ajudam as mulheres a administrar e manter o bem-estar e qualidade de vida, ou a combinação destas.[1]

Alguns recursos terapêuticos podem ser associados ao treinamento dos músculos do assoalho pélvico para potencializar seus efeitos, incluindo o *biofeedback*, os cones vaginais e a eletroestimulação, abordada em capítulos anteriores deste livro.

BIOFEEDBACK

O *feedback* ou *biofeedback* são utilizados como métodos para ensinar a paciente a contrair e relaxar os músculos do assoalho pélvico corretamente, ou seja, elas aprendem quando e como contrair o músculo para evitar a perda de urina, e conseguem avaliar se a contração está melhorando ao longo do tempo. O *feedback* é realizado pelo fisioterapeuta, que consegue tocar, identificar, quantificar e descrever, por meio do toque bidigital, como está acontecendo a contração e o relaxamento dos músculos do assoalho pélvico. Já o *biofeedback* são instrumentos ou dispositivos utilizados para registar os sinais biológicos, como pressão de compressão ou atividade mioelétrica durante a contração e relaxamento dos músculos do assoalho pélvico, de forma visual ou auditiva.[2]

O principal objetivo das técnicas são modificar processos involuntários conscientemente, ou seja, aumentar a consciência da atividade fisiológica ensinando a paciente o automonitoramento da condição clínica que antes ela não sabia ou entendia, de forma que ela consiga controlar o progresso do tratamento com o auxílio da retroalimentação visual ou auditiva.

Segundo Mazur-Bialy *et al.*, em 2020,[3] o *biofeedback* auxilia no aprendizado e na facilitação dos exercícios do assoalho pélvico, ajudando a paciente realizar, de forma isolada, as contrações adequadas da musculatura do assoalho pélvico sem a contração de músculos acessórios.

O *biofeedback* é um recurso terapêutico utilizado para registrar ou amplificar, e, desta forma, realimentar a paciente sobre o processo fisiológico de contração e relaxamento, ou seja, é convertido em um sinal auditivo ou visual que é realimentado à paciente com o intuito dela aprender a controlar a função desejada. Esses sinais podem ser por sons, que ficam mais altos à medida que a contração aumenta, ou pela visualização de luzes, as quais gradualmente vão ficando mais fortes de acordo com a contração.[4]

O *biofeedback* manométrico é um dispositivo utilizado tanto para avaliação como tratamento, que tem uma tela ou visor em unidades de mm Hg capaz de mostrar, em tempo real, a pressão de repouso vaginal e a pressão de contração voluntária após insuflação com ar da sonda no canal vaginal ou anal.[5]

O *biofeedback* eletromiográfico é uma sonda vaginal utilizada para capturar a atividade elétrica dos músculos do assoalho pélvico, que, quando usada de forma associada ao treinamento dos músculos do assoalho pélvico visa a facilitar o ensino da técnica de contração e relaxamento, permitindo que a mulher visualize a atividade dos músculos durante a execução do exercício, com o intuito de aumentar a motivação e adesão ao tratamento.[6]

Os músculos do assoalho pélvico são constituídos por fibras musculares estriadas do tipo I em 70% dos casos (contração lenta ou tônica) e 30% do tipo II (contração rápida ou fásica), e, com o *biofeedback* eletromiográfico, é possível registar os potenciais elétricos gerados pela despolarização das fibras musculares durante a contração ou repouso, ou seja, registrar em microvolts (μV) a capacidade de contração e o tônus basal. Por meio da eletromiografia é possível registrar as informações sobre as fibras fásicas (contrações de máxima amplitude e curta duração) e as fibras tônicas (contrações de menor amplitude e maior tempo de duração).[7]

Segundo Wu *et al.*, em 2021,[8] o *biofeedback* eletromiográfico visa a avaliar a integridade muscular e permite que a paciente e a fisioterapeuta observem a contração e o relaxamento correto dos músculos pélvicos, desta forma facilitando a readaptação e/ou aprendizado neuromuscular.

Atualmente existem inúmeras vantagens relacionadas com o uso do *biofeedback*, como: a paciente e a fisioterapeuta conduzem o exame; facilidade de monitoramento do progresso no tratamento de forma contínua; a paciente, por meio de estímulos auditivos e visuais, consegue saber quando está realizando corretamente os exercícios; possibilidade de modificar a contração muscular de acordo com os valores de normalidade; e, ainda, a motivação e a disposição para realizar a terapia de forma mais dinâmica.[9]

Segundo Höder *et al.*, 2023,[10] o treinamento do assoalho pélvico com o uso do *feedback* é recomendado para mulheres com dificuldade na realização correta das contrações do assoalho pélvico, pois a falta de confiança em realizar os exercícios ou a incerteza de como fazer são barreiras à adesão ao tratamento. Desde modo, o *feedback* e o *biofeedback* fornecem a confirmação que a paciente está realizando a contração correta dos músculos, o que garante a dosagem e adaptação ao exercício.

Ressalta-se que não há contraindicação absoluta ao uso da técnica de *biofeedback*, que pode ser utilizado independente da faixa etária, tem boa aceitação geral e é um procedimento seguro. Entretanto, os pacientes devem ser capazes de desempenhar um papel ativo e participativo durante a aplicabilidade, sendo necessário reavaliar sua indicação quando o paciente não puder compreender e seguir os comandos.[11]

PROTOCOLOS DE TREINO COM O *BIOFEEDBACK*

O *biofeedback* permite a mensuração pelos parâmetros de força, resistência, potência, contratilidade e tônus de repouso. É importante ressaltar a necessidade de um intervalo de relaxamento muscular de 5 segundos entre uma contração e outra, pois são músculos que fadigam facilmente e precisam se recuperar; entretanto, não se deve permitir o descanso excessivo.[12]

O Quadro 12-1 propõe resumidamente os parâmetros e os conceitos que podem ser mensurados por meio do uso de *biofeedback*.

Os protocolos utilizados para o treinamento dos músculos do assoalho pélvico com *biofeedback* devem envolver exercícios individualizados de contração voluntária máxima, contrações fásicas, fásicas sustentadas e de resistência, além do tônus de base. No Quadro 12-2, segue uma breve descrição com as possibilidades de treinos que podem ser aplicados de acordo com os parâmetros analisados.

Ressalta-se que é de suma importância a individualização do treino dos músculos do assoalho pélvico para cada mulher; de acordo com os dados obtidos na avaliação do assoalho pélvico, é possível a tomada de decisão terapêutica com os recursos mais indicados, a frequência e o prognóstico.

Quadro 12-1. Resumo dos parâmetros e conceitos relacionados com o *biofeedback*

Parâmetros	Conceito
Força	Pico de contração voluntária máxima (CVM) e capacidade de sustentar a contração
Potência	Capacidade de contração e relaxamento muscular coordenado e da forma mais rápida e forte possível até o músculo fadigar (movimentos rápidos/ciclo **contrai-relaxa**)
Contratilidade	Capacidade de contração do músculo
Resistência	Tempo de sustentação de uma contração muscular submáxima
Tônus de repouso	Capacidade muscular de retornar ao estado de repouso entre cada contração

Quadro 12-2. Resumo dos parâmetros com os objetivos e possibilidades de treino dos músculos do assoalho pélvico

Parâmetros	Objetivos e exemplos de treinos
Tônus de base ou tônus de repouso	Observar, por um período, a capacidade de relaxamento dos músculos do assoalho pélvico e em diferentes posturas Importante considerar o aumento de tônus em posturas antigravitacionais e músculos tensionados Em casos de aumento de tônus basal, deve-se trabalhar técnicas de relaxamento e respiração diafragmática por meio de *feedback* negativo ou *downtraining*

(Continua.)

Quadro 12-2. *(Cont.)* Resumo dos parâmetros com os objetivos e possibilidades de treino dos músculos do assoalho pélvico

Parâmetros	Objetivos e exemplos de treinos
Treino de contração voluntária máxima (CVM)	Treino de força com o objetivo de melhorar a pressão de fechamento por meio da CVM, a duração e a capacidade de isolamento dos músculos acessórios (*feedback* positivo ou *uptraining*) Por exemplo, solicitar uma força de contração voluntária superior a pressão de compressão realizada na avaliação e consequentemente solicitar gradualmente a sustentação
Treino de sustentação	Objetiva o recrutamento de fibras do tipo I por meio de contrações sustentadas Por exemplo, protocolos com 10 segundos de contração e 10 segundos de relaxamento do MAP Outro exemplo é manter a contração em 50% da pressão máxima de contração por 10 segundos com períodos iguais de relaxamento
Treino de fibras fásicas (rápidas e rápidas sustentadas)	Objetiva as contrações rápidas dos músculos pélvicos, entretanto deve-se considerar o alto nível de fadiga das fibras fásicas, no qual o tempo de repouso pode ser necessário, considerando o dobro ou até mesmo o triplo do tempo de contração Por exemplo, a realização de contrações sustentadas de 3 segundos seguidas de 3 ou 6 segundos de relaxamento Neste protocolo, é importante observar a coordenação na subida e descida, o pico de contração máxima e o relaxamento
Reeducação neuromuscular	Promover a facilitação de contração dos músculos desejados e impedir a utilização dos músculos acessórios, podendo associar a respiração diafragmática
Treino sensorial	Em casos de evidência de hipossensibilidade, pode-se utilizar o *biofeedback* com o objetivo de trabalhar o limiar de percepção de acordo com a distensibilidade do balão

CONES VAGINAIS

O treinamento dos músculos do assoalho pélvico pode ser realizado com o uso de pesos para o treino desses músculos, por meio do uso de cones vaginais, que são dispositivos de aço inoxidável com um revestimento plástico e um fio de *nylon* no ápice para facilitar sua remoção, com pesos que variam de 20 a 100 gramas.[13]

O treino com o uso de cones vaginais deve ser iniciado com o peso mais leve e progressivamente evoluir para o mais pesado. Uma forma de iniciar o treino é ensinar a mulher a inserir o peso na vagina, e, em seguida, contrair voluntariamente os músculos do assoalho pélvico para impedir que os pesos escorreguem. Desta forma, pode-se aplicar uma resistência ou até mesmo fazer exercícios ativos como reter o peso em pé, movimentando-se ou tossindo em posição ereta, e, quando bem-sucedido o uso, orientar a utilização do cone mais pesado.

Os protocolos de tratamentos recomendam o uso domiciliar duas vezes ao dia com duração de 15 minutos. Entretanto, deve-se orientar sobre o risco de lesões devido ao uso excessivo.

Os autores Herbison e Dean, em 2013,[14] descreveram algumas vantagens da intervenção, como, por exemplo, a individualização do tratamento, o menor tempo para ensinar a mulher a usar os cones, a praticidade de inserção e remoção dos cones. Os cones também podem ser considerados uma forma de *biofeedback*, pois a sensação de escorregar induz uma contração muscular que auxilia no fortalecimento e ajuda a sincronizar a contração com o aumento de pressão abdominal. Aumentos graduais no peso do cone podem ser considerados um índice de melhora da força muscular e motivam a adesão na continuidade do tratamento, podendo ser utilizados em domicílio após orientações.

REFERÊNCIAS BIBLIOGRÁFICAS

1. Todhunter-Brown A, Hazelton C, Campbell P, et al. Conservative interventions for treating urinary incontinence in women: an overview of Cochrane systematic reviews. Cochrane Database Syst Rev. 2022;9(9):CD012337.
2. Herderschee R, Hay-Smith EJC, Herbison GP, et al. Feedback or biofeedback to augment pelvic floor muscle training for urinary incontinence in women. Cochrane Database of Systematic Reviews. 2011(7): CD009252.
3. Mazur-Bialy AI, Kołomańska-Bogucka D, Opławski M, Tim S. Physiotherapy for prevention and treatment of fecal incontinence in women-Systematic review of methods. J Clin Med. 2020;9(10):3255.
4. Hite M, Curran T. Biofeedback for pelvic floor disorders. Clin Colon Rectal Surg. 2021;34(1):56-61.
5. Wang X, Sun Z, Xu T, Fan G. Efficacy of supervised pelvic floor muscle training with a home-based biofeedback device for urinary incontinence in postpartum women: protocol for a multicentre randomised controlled trial. BMJ Open. 2023;13(4):e069874.
6. Hagen S, Elders A, Stratton S, et al. Effectiveness of pelvic floor muscle training with and without electromyographic biofeedback for urinary incontinence in women: multicentre randomised controlled trial. BMJ. 2020;371:m3719.
7. Rett MT, Simões JA, Herrmann V, et al. Existe diferença na contratilidade da musculatura do assoalho pélvico feminino em diversas posições? Rev Bras Ginecol Obstet [Internet]. 2005;27(1):12-9.
8. Wu X, Zheng X, Yi X, et al. Electromyographic biofeedback for stress urinary incontinence or pelvic floor dysfunction in women: A systematic review and meta-analysis. Adv Ther. 2021;38(8):4163-77.
9. Kopańska M, Torices S, Czech J, et al. Urinary incontinence in women: biofeedback as an innovative treatment method. Ther Adv Urol. 2020;12.
10. Höder A, Stenbeck J, Fernando M, Lange E. Pelvic floor muscle training with biofeedback or feedback from a physiotherapist for urinary and anal incontinence after childbirth - a systematic review. BMC Womens Health. 2023;23(1):618.
11. Malik K, Dua A. Biofeedback. 2023 Mar 2. In: StatPearls [Internet]. Treasure Island (FL): StatPearls Publishing. 2024.
12. Cho ST, Kim KH. Pelvic floor muscle exercise and training for coping with urinary incontinence. J Exerc Rehabil. 2021;17(6):379-87.
13. Golmakani N, Khadem N, Arabipoor A, et al. Behavioral intervention program *versus* vaginal cones on stress urinary incontinence and related quality of life: A randomized clinical trial. Oman Med J. 2014;29(1):32-8.
14. Herbison GP, Dean N. Weighted vaginal cones for urinary incontinence. Cochrane Database Syst Rev. 2013;2013(7):CD002114.

TERAPIA COMPORTAMENTAL

CAPÍTULO 13

Izabela Lopes Mendes

INTRODUÇÃO

As mulheres com incontinência urinária beneficiam-se com a diminuição dos sintomas urinários à medida que aderem às mudanças comportamentais, o que chamamos de terapia comportamental. A terapia comportamental é um conjunto de técnicas compostas por orientações e cuidados que inclui micção programada, otimização de fluídos, perda de peso e o retreinamento vesical, que podem ser iniciadas antes mesmo de exames e procedimentos mais invasivos.[1]

A terapia comportamental visa a educar a mulher sobre as condições de saúde e fornecer estratégias educacionais direcionadas para o aprendizado, de modo que consiga reproduzir o comportamento normal.

A literatura afirma que algumas áreas cerebrais estão diretamente relacionadas com os sintomas de hiperatividade ou incontinência urinária, o que sugere um correlato neural ao ato de urinar, especificamente o giro cingulado anterior, a ínsula e o córtex frontal, que estão ativados em imagens de ressonância magnética funcional em mulheres com síndrome da bexiga hiperativa, por exemplo.[2] Desta forma, estratégias da terapia comportamental, que alteram a atividade anormal da região cerebral responsável por esta condição são consideradas eficazes na melhora dos sintomas.

Estratégias de educação sobre o funcionamento da bexiga são fundamentais no tratamento dos sintomas irritativos e de incontinência urinária, que incluem modificações no estilo de vida, como eliminar o consumo de agentes irritativos, por exemplo, cafeína, controle da ingesta hídrica, perda de peso, controle do funcionamento intestinal e cessar o hábito de tabagismo.

Portanto, a terapia comportamental visa a diminuir os estímulos aferentes ao nível cortical e, em resposta, diminuir as contrações involuntárias do detrusor, consequentemente aumentando a capacidade vesical e melhorando os sintomas urinários relatados pela paciente.

ASPECTOS NEUROFISIOLÓGICOS E TERAPIA COMPORTAMENTAL

Atualmente, o controle vesical no cérebro é definido pela combinação do reflexo involuntário de esvaziamento pelo mesencéfalo, regulado pelo controle cortical voluntário, em que o córtex pré-frontal é a função executiva, responsável pela tomada de decisão consciente para esvaziar a bexiga; a ínsula, responsável pelo monitoramento das sensações aferentes; e a área motora suplementar, responsável pelo controle motor do assoalho pélvico com influência direta sobre o enchimento e esvaziamento vesical.[3]

A incontinência urinária de urgência manifesta uma ativação anormal em partes do cérebro que governam a interocepção, a percepção e a interpretação dos estímulos fisiológicos, e essas alterações e os respectivos efeitos modulam o armazenamento vesical anormal. As anormalidades na interocepção modificam a percepção da urgência miccional, o que justifica a persistência de incontinência de urgência em alguns pacientes.[4]

Segundo a literatura, o aumento na ativação da rede interoceptiva, como a ínsula e o córtex cingulado anterior, ocorre em resposta ao enchimento vesical em pacientes com incontinência de urgência, do modo que a ínsula funciona como principal centro de processamento da sensação visceral, e o córtex cingulado é responsável pela integração do contexto emocional e a interocepção. As anormalidades da rede interoceptiva podem ser observadas, por exemplo, em pacientes com fibromialgia ou síndrome do intestino irritável, doenças estas denominadas como hipervigilantes, em que a ativação da rede é aumentada e sua conectividade é alterada com as outras redes. Portanto, pacientes hipervigilantes, muitas vezes, apresentam uma função cerebral alterada em relação à percepção do desejo, e terapias que auxiliem o cérebro são fundamentais para auxiliar na correção.[4,5]

Segundo Locke *et al.*, em 2022,[6] a exposição a estímulos ou gatilhos relacionados com a micção demonstrou, na ressonância magnética funcional, o aumento da atividade no córtex pré-frontal e no sistema límbico, reafirmando que os estímulos urinários desempenham um importante papel nas conexões cérebro-bexiga.

Estímulos ambientais estão relacionados com os desejos de urinar, ou seja, as pessoas associam uma variedade de estímulos, como, por exemplo, chegar à porta do banheiro, estar próximo de um banheiro familiar, barulho de água corrente, com a vontade de urinar. Alguns comportamentos de uso de banheiro estão vinculados com os fatores ambientais, por exemplo, urinar em casa ou fora de casa, e desafios ambientais, como limpeza e privacidade para urinar, ou até mesmo horários predeterminados para urinar devido ao posto de trabalho. Estes comportamentos associados ao uso do banheiro estão diretamente relacionados com os sintomas urinários.[7]

Clarkson *et al.*, em 2022,[3] afirmaram que, ao mostrar imagens de urgência pessoal, por exemplo, a foto da porta da frente de casa, a pia da cozinha ou banheiro, entre outras situações, causaram aumento na sensação vesical nas imagens de ressonância magnética funcional quando comparadas com a visualização de imagens seguras. Os autores relataram que houve aumento na atividade cerebral em regiões relacionadas com o processamento e controle vesical.

TERAPIA COMPORTAMENTAL

A terapia comportamental é uma técnica comumente utilizada para pacientes com distúrbios miccionais e envolve três componentes básicos: educação da paciente, micção programada e reforço positivo, com o objetivo de reprogramar e readequar a micção. Em conjunto com a micção programada, deve-se instituir o gerenciamento de ingesta hídrica, diário miccional e técnicas de inibição de urgência. Segundo a literatura, o treinamento vesical é recomendado como tratamento de primeira linha para mulheres com incontinência urinária, com recomendação grau A com base em evidência de nível 1.[8]

A educação em saúde inclui informações sobre a anatomia e fisiologia, exemplificando a correlação entre estrutura, função, valores de normalidade e as alterações que aconteceram. Nesta fase inicial da terapia comportamental, o terapeuta pode utilizar imagens ou até desenhar de forma lúdica, facilitando a compreensão da paciente sobre sua disfunção.

O treinamento vesical visa a aumentar o intervalo de tempo entre uma micção e outra por meio de um cronograma autoajustável. A hipótese é que o treinamento vesical gera aumento do intervalo e consequentemente aumento da capacidade vesical, com o intuito de evitar a perda urinária e diminuir a urgência miccional; entretanto, o treinamento é recomendado para mulheres que sejam capazes cognitivamente de executá-lo.[9]

O registro do ciclo miccional pode ser realizado de três modos:

1. Registro da micção, no qual a paciente anota apenas o número de micções por 24 horas.
2. Registro de frequência e volume, em que a paciente registra o volume urinado e o horário.
3. O uso de diário miccional, que registra o horário e o volume eliminado, além de informações complementares, como episódios de perda, ingesta de líquidos e uso de protetores.[10]

O diário miccional é uma ferramenta simples, não invasiva, com baixo custo, que permite entender os hábitos miccionais por meio de características da função vesical e quantificação de medidas, como frequência miccional, volume miccional máximo, mínimo e médio. Segundo a literatura, o número de dias em que o diário miccional é realizado, seja de 1, 2 ou 3 dias, não influencia na análise dos resultados (Quadro 13-1).[11]

Com os dados obtidos do diário miccional, pode-se trabalhar a micção programada, na qual a fisioterapeuta, após análise dos valores e hábitos, institui um "horário para micção", que, no início, pode ser flexível para adequar a rotina e, gradualmente, aumenta o intervalo entre as micções, com o objetivo de atingir um intervalo de 3 horas entre as micções.

A otimização de ingesta hídrica pode ser utilizada como uma estratégia de autogerenciamento, por exemplo, se no diário foi revelado um padrão de ingesta de líquidos que causa exacerbação dos sintomas irritativos, como a alta ingesta de bebidas com cafeína ou alcoólicas, ou a alta ingesta antes de dormir ou ingesta pouco frequente, devendo-se instituir mudanças nos hábitos.

Segundo Mohamed-Almed *et al.*, em 2023, mulheres com relato de noctúria devem cessar a ingesta hídrica de 2 a 3 horas antes de dormir, assim como diminuir o consumo de cafeína ou bebidas irritativas ao longo do dia.[12]

Quadro 13-1. Diário Miccional Simplificado Proposto pela Autora

Horário da micção (anotar todos os horários que foi ao banheiro)	Volume urinado (anotar a quantidade em mL de todas as idas ao banheiro)	Episódios de perda (anotar em quais situações aconteceram perdas de urina)	Quantidade de líquido ingerido (por exemplo: água, café, cerveja etc.)

A noctúria apresenta múltiplos fatores, como a poliúria noturna (aumento na produção de urina a noite), diabetes, insuficiência cardíaca, distúrbios hormonais e do sono. Entretanto, algumas modificações no estilo de vida são essenciais para diminuir fatores negativos, como a falta de produtividade no ambiente de trabalho, privação de sono, disfunção cognitiva, maior risco de quedas, fraturas e depressão.[13]

Estudos afirmam que a medicação também pode influenciar no aumento dos sintomas urinários, principalmente na noctúria, e, nestes casos, é importante os ajustes no horário da administração da medicação associada a ingesta de água em goles e não um copo inteiro, para facilitar a redução dos sintomas.[14]

Newman, Borello-France e Sung, em 2018, descreveram um protocolo de orientações comportamentais para a supressão dos sintomas urinários, conforme descritas, a seguir, no Quadro 13-2.[15]

Ressalta-se a importância do reforço positivo durante todo o processo de reabilitação. O apoio psicológico e o encorajamento são importante aliados na melhora do quadro clínico da paciente.

Atualmente existem algumas modalidades de psicoterapia que são consideradas eficazes no tratamento das disfunções sexuais e sintomas urinários. A terapia comportamental auxilia no tratamento da disfunção sexual por meio da combinação do treinamento das habilidades de comunicação, educação e os exercícios do assoalho pélvico com objetivo sensorial, por exemplo. A terapia cognitivo-comportamental é importante por gerar

Quadro 13-2. Orientações Comportamentais para Supressão de Sintomas Urinários

Orientações comportamentais
Explicar a paciente que a **onda de desejo** começa, atinge um pico e diminui. Estas estratégias de impulso podem ser utilizadas para diminuir a sensação
Orientar a paciente a não correr para o banheiro em resposta à urgência, pois aumenta a percepção de bexiga cheia, aumentando também a urgência e as contrações involuntárias do detrusor. Desta forma, a paciente deve caminhar em ritmo normal
Orientar sobre as estratégias de supressão à urgência, como o atraso do tempo em 5 minutos e, uma vez bem-sucedida, expandir gradualmente o intervalo entre a micção para 15-20 minutos e assim gradualmente
Orientar sobre o intervalo de tempo de 3 horas para cada micção
Realizar distração para uma tarefa cognitiva, como montar quebra-cabeça, uso de jogos, realizar uma lista de tarefas ou trabalhos manuais
Utilizar frases de autoafirmação, como **eu estou no controle, não minha bexiga**, **eu posso esperar** ou **eu posso fazer isso**
Procurar urinar de forma relaxada, pois a preocupação e a tensão dificultam o esvaziamento vesical
Sentar-se no vaso sanitário, não ficar de pé ou se equilibrando no vaso sanitário para urinar
É importante poiar os pés no chão para não ficarem balançando, e, quando necessário, colocar um apoio para os pés
Não fazer esforço para urinar, em vez disso é importante relaxar os músculos do assoalho pélvico
Certifique-se que sua bexiga esteja totalmente vazia antes de levantar-se do vaso sanitário

um desafio nas crenças que influenciam no baixo desejo sexual ou comportamentos mal adaptativos, que se baseia na atenção plena para aumentar a consciência no presente momento, diminuindo as distrações durante a atividade sexual e aumentando a consciência das sensações prazerosas.[16]

REFERÊNCIAS BIBLIOGRÁFICAS
1. Aoki Y, Brown HW, Brubaker L, et al. Urinary incontinence in women. Nat Rev Dis Primers. 2017;3:17042.
2. Smith AL. Understanding overactive bladder and urgency incontinence: what does the brain have to do with it? F1000Res. Faculty Rev-1869. 2018;7:F1000.
3. Clarkson BD, Wei Z, Karim HT, et al. Neuroimaging of situational urgency and incontinence provoked by personal urgency cues. Neurourol Urodyn. 2022;41(1):166-73.
4. Ketai LH, Komesu YM, Dodd AB, et al. Urgency urinary incontinence and the interoceptive network: a functional magnetic resonance imaging study. Am J Obstet Gynecol. 2016;215(4):e1-e17.
5. Griffiths D, Derbyshire S, Stenger A, Resnick N. Controle cerebral da bexiga normal e hiperativa. J Urology. 2005; 174:1862-67.
6. Locke JA, Macnab A, Garg S, et al. Characterizing the cortical pathways underlying visual trigger induced urinary urgency incontinence by functional MRI. Neurourol Urodyn. 2022;41(1):48-53.
7. O'Connell KA, Nicholas TB, Palmer MH. Toileting behaviors, urinary cues, overactive bladder, and urinary incontinence in older women. Int Urogynecol J. 2023;34(3):707-16.
8. Faiena I, Patel N, Parihar JS, et al. Conservative management of urinary incontinence in women. Rev Urol. 2015;17(3):129-39.
9. Wallace SA, Roe B, Williams K, Palmer M. Bladder training for urinary incontinence in adults. Cochrane Database Syst Rev. 2004;2004(1):CD001308.
10. Driusso P, Beleza ACS. Avaliação fisioterapêutica da musculatura do assoalho pélvico feminino. 2. ed. Santana de Parnaíba [SP]: Manole; 2023.
11. Franck HHM, Guedes ACS, Alvim YFS, et al. One-day voiding diary in the evaluation of Lower Urinary Tract Symptoms in children. Int Braz J Urol. 2023;49(1):89-96.
12. Mohamed-Ahmed R, Taithongchai A, da Silva AS, et al. Treating and managing urinary incontinence: Evolving and potential multicomponent medical and lifestyle interventions. Res Rep Urol. 2023;15:193-203.
13. Hudgens S, Howerter A, Polek E, Andersson FL. Psychometric validation and interpretation of the Nocturia Impact Diary in a clinical trial setting. Qual Life Res. 2022;31(6):1837-48.
14. Leslie SW, Sajjad H, Singh S. Nocturia. [Atualizado em 17 de fevereiro de 2024]. In: StatPearls [Internet]. Treasure Island (FL): StatPearls Publishing; 2024.
15. Newman DK, Borello-France D, Sung VW. Structured behavioral treatment research protocol for women with mixed urinary incontinence and overactive bladder symptoms. Neurourol Urodyn. 2018;37(1):14-26.
16. Pachano GSP, Clayton AH. Treatment of hypoactive sexual desire disorder among women: General considerations and pharmacological options. Focus (Am Psychiatr Publ). 2021;19(1):39-45.

ÍNDICE REMISSIVO

Entradas acompanhadas por um *f* ou *q* em itálico indicam figuras e quadros, respectivamente.

A

Anamnese
  nas disfunções, 52
    do AP, 52
AP (Assoalho Pélvico), 73
  disfunções do, 51-59
    avaliação fisioterapêutica nas, 51-59
      anamnese, 52
      diagnóstico, 58
      diário miccional, 56
      escala de Oxford modificada, 55*q*
      evolução clínica, 59
      exame físico, 53
      prognóstico, 58
      qualidade de vida, 56
        questionários de, 56
      tópicos abordados, 52*q*
  eletroestimulação do, 73-81
    funcional, 73-81
      anatomia, 73
      aplicação, 77
        passos práticos, 77
      contraindicações, 78, 79*q*
      eletroterapia, 75*q*
        definição dos parâmetros, 75*q*
      evidências científicas, 80
      fisiologia, 73
      fundamentos, 74
      indicações, 78
      Líbano, 76*q*
        modalidades descritas por, 76*q*
      perspectivas, 81
      resultados clínicos, 80
      técnicas de aplicação, 77
  feminino, 1-6
    anatomia do, 1-6

      cavidade pélvica, 2
      pelve, 1, 3
        óssea, 1
        órgãos da, 3
    e DPC, 43
    intervenções no, 83-87
      fundamentos da FBM e, 83-87
        desfechos do *laser*, 85*f*
        espectro eletromagnético, 84*f*
        nas disfunções, 86
          protocolos de tratamento, 87*q*
Aplicação
  da eletroestimulação funcional, 77
    técnicas de, 77
    passos práticos, 77
Arco Fundamental
  no POP, 24*f*
    vagina como, 24*f*
Aspecto(s)
  neurofisiológicos, 95
    e terapia comportamental, 95
Ato Miccional
  nervos envolvidos no, 13*q*
  sistemas envolvidos no, 13*q*
Avaliação
  da disfunção sexual, 36
    feminina, 36
  da SGU, 47
Avaliação Fisioterapêutica
  nas disfunções do AP, 51-59
    anamnese, 52
    diagnóstico, 58
    diário miccional, 56
    escala de Oxford modificada, 55*q*
    evolução clínica, 59
    exame físico, 53

prognóstico, 58
qualidade de vida, 56
  questionários de, 56
tópicos abordados, 52q

B
Baden Walker
  classificação por, 27f
    dos graus de POP, 27f
Bexiga
  hiperativa, 17
    síndrome da, 17
Biofeedback, 89-93
  conceitos relacionados, 91q, 92q
    resumo dos, 91q, 92q
  parâmetros relacionados, 91q, 92q
    resumo dos, 91q, 92q
  treino com o, 91
    dos MAP, 91q
      resumo dos parâmetros, 91q
        com objetivos, 91q
        com possibilidades, 91q
    protocolos de, 91

C
Cavidade
  pélvica, 2
    anatomia da, 2
Ciclo Sexual
  resposta do, 33
    disfunção sexual e, 33
      feminina, 33
Cinesioterapia Pélvica
  integrada, 63-69
    abordagens da, 63, 67q
    benefícios da, 67q
    estratégias terapêuticas, 63-69
    futuras gerações, 68
      mensagens às, 68
      recomendações para, 68q
    inovações para fisioterapeutas, 63-69
    TMAP, 64
      exercícios no, 65
        de estabilização lombopélvica, 66
        de postura, 65
        de respiração, 65
Compartimento
  classificação segundo, 25f
    do POP, 25f
Cone(s)
  vaginais, 89-93

D
DeLancey
  níveis de suporte por, 24f
    no POP, 24f
Diário Miccional
  nas disfunções, 56
    do AP, 56
  simplificado, 97q
    proposto pela autora, 97q
Disfunção(ões)
  do AP, 51-59, 86
    avaliação fisioterapêutica nas, 51-59
      anamnese, 52
      diagnóstico, 58
      diário miccional, 56
      escala de Oxford modificada, 55q
      evolução clínica, 59
      exame físico, 53
      prognóstico, 58
      qualidade de vida, 56
        questionários de, 56
      tópicos abordados, 52q
    FBM nas, 86
    protocolos de tratamento, 87q
Disfunção(ões) Sexual(is)
  feminina, 33-38
    avaliação, 36
    ciclo sexual, 33
      resposta do, 33
    qualidade de vida, 38
    transtornos sexuais, 35q
      classificação dos, 35q
    tratamento, 36
      fisioterapêutico, 36
Dor
  miofascial, 43
    síndrome da, 43
      na DPC, 43
DPC (Dor Pélvica Crônica), 41-44
  AP e, 43
  diagnóstico, 43
  etiologia, 42
    causas, 42q
  fatores de risco, 42
  prevalência, 41
  síndrome na, 43
    da dor miofascial, 43
  tratamento da, 44

E
Eletroestimulação Funcional
  do AP, 73-81
    anatomia, 73

aplicação, 77
   passos práticos, 77
   contraindicações, 78, 79q
   eletroterapia, 75q
      definição dos parâmetros, 75q
   evidências científicas, 80
   fisiologia, 73
   fundamentos da, 74
   indicações, 78
   Libano, 76q
      modalidades descritas por, 76q
   perspectivas, 81
   resultados clínicos, 80
   técnicas de aplicação, 77
Eletroterapia
   principais parâmetros na, 75q
      definição dos, 75q
Escala
   de Oxford, 55q
      modificada, 55q
Espectro
   eletromagnético, 84f
      na FBM, 84f
Estabilização
   lombopélvica, 66
      exercícios de, 66
      no TMAP, 66
Estratégia(s) Terapêutica(s)
   cinesioterapia pélvica integrada, 63-69
      abordagens da, 63, 67q
      benefícios da, 67q
      futuras gerações, 68
         mensagens às, 68
         recomendações para, 68q
      TMAP, 64
         exercícios no, 65
            de estabilização lombopélvica, 66
            de postura, 65
            de respiração, 65
Evidência(s) Científica(s)
   da eletroestimulação funcional, 80
Evolução Clínica
   nas disfunções, 59
   do AP, 59
Exame Físico
   nas disfunções, 53
   do AP, 53
Exercício(s)
   no TMAP, 65
      de estabilização, 66
         lombopélvica, 66
      de postura, 65
      de respiração, 65

F
FBM (Fotobiomodulação)
   fundamentos da, 83-87
   e intervenções no AP, 83-87
      desfechos do *laser*, 85f
      espectro eletromagnético, 84f
      nas disfunções, 86
         protocolos de tratamento, 87q
Fisioterapia
   na incontinência urinária, 19
      feminina, 19
Fundamento(s)
   da eletroestimulação, 74
   da FBM, 83-87
   e intervenções no AP, 83-87
      desfechos do *laser*, 85f
      espectro eletromagnético, 84f
      nas disfunções, 86
         protocolos de tratamento, 87q

G
Grau(s)
   de POP, 27
      classificação dos, 27f
         por Baden Walker, 27f
         na prática clínica, 27f

I
Inovação(ões)
   para fisioterapeutas, 63-69
      cinesioterapia pélvica integrada, 63-69
         abordagens da, 63, 67q
         benefícios da, 67q
         futuras gerações, 68
            mensagens às, 68
            recomendações para, 68q
         TMAP, 64
            exercícios no, 65
Intervenção(ões)
   no AP, 83-87
      fundamentos da FBM e, 83-87
         desfechos do *laser*, 85f
         espectro eletromagnético, 84f
         nas disfunções, 86
            protocolos de tratamento, 87q
IU (Incontinência Urinária)
   feminina, 15-20
      etiologia, 15
      farmacoterapia da, 18
      fisiopatologia, 16
      fisioterapia, 19
      IUE, 16

IUM, 18
IUU, 17
síndrome, 17
    da bexiga hiperativa, 17
    tratamento da, 19
        cuidado de primeira linha, 19
IUE (Incontinência Urinária de Esforço), 16
IUM (Incontinência Urinária Mista), 18
IUU (Incontinência Urinária de Urgência), 17

L
Laser (Light Amplification by Stimulated Emission of Radiation)
    na FBM, 83
        desfechos do, 85*f*
Libano
    modalidades descritas por, 76*q*
        de TENS, 76*q*

M
Micção
    neurofisiologia da, 9-13
        neurônios motores, 9
            inferiores, 9
        ONUF, 10
        rabdoesfíncter, 11
        SNC e, 11
        urotélio, 11
Modelo(s)
    de pessários, 28*f*, 29*f*

N
Nervo(s)
    envolvidos na micção, 13*q*
Neurofisiologia
    da micção, 9-13
        neurônios motores, 9
            inferiores, 9
        ONUF, 10
        rabdoesfíncter, 11
        SNC e, 11
        urotélio, 11
Neurônio(s)
    motores, 9
        inferiores, 9
            micção e, 9

O
Onuf (Núcleo de Onuf), 10
Órgão(s)
    da pelve, 3
    anatomia dos, 3

Orientação(ões)
    comportamentais, 98*q*
        para supressão, 98*q*
        de sintomas urinários, 98q
Oxford
    escala de, 55*q*
        modificada, 55*q*

P
Parede(s)
    anteroposterior, 30*f*
        toque bidigital da, 30*f*
            mensuração com paquímetro, 30*f*
Pelve
    anatomia da, 1, 3
        órgãos, 3
        óssea, 1
POP (Prolapso de Órgãos Pélvicos), 23-31, 65
    classificação, 25*f*
        segundo compartimento, 25*f*
    graus de, 27
        classificação, 27*f*
            por Baden Walker, 27*f*
            na prática clínica, 27*f*
    níveis de suporte, 24*f*
        por DeLancey, 24*f*
    parede anteroposterior, 30*f*
        toque bidigital da, 30*f*
            mensuração com paquímetro, 30*f*
    POP-Q, 26*f*
        avaliação de, 26*f*
    pessários, 28
        modelos de, 28*f*, 29*f*
    vagina, 24*f*
        como arco fundamental, 24*f*
POP-Q (Pelvic Organ Prolapse Quantification)
    avaliação de, 26*f*
Postura
    exercícios de, 65
        no TMAP, 65
Prática Clínica
    graus na, 27*f*
        de POP, 27*f*
Pessário(s), 28
    modelos de, 28*f*, 29*f*

Q
Qualidade de Vida
    disfunção sexual e, 38
        feminina, 38

questionários de, 56
   nas disfunções, 56
      do AP, 56

R
Rabdoesfíncter
   micção e, 11
Respiração
   exercícios de, 65
      no TMAP, 65
Resultado(s) Clínico(s)
   da eletroestimulação funcional, 80
      no AP, 80

S
SGU (Síndrome Geniturinária da Menopausa), 45-48
   avaliação, 47
   diagnóstico, 47
   fisiopatologia, 45
   sinais da, 46q
   sintomas da, 46q
   tratamento, 47
Síndrome
   da bexiga, 17
      hiperativa, 17
   da dor miofascial, 43
      na DPC, 43
Sintoma(s)
   urinários, 98q
      supressão de, 98q
         orientações comportamentais para, 98q
Sistema(s)
   envolvidos na micção, 13q
   SNC (Sistema Nervoso Central), 9
      e micção, 11
Suporte
   níveis de, 24f
      por DeLancey, 24f
      no POP, 24f
Supressão
   de sintomas urinários, 98q
      orientações para, 98q
         comportamentais, 98q

T
TENS (Estimulação Elétrica Transcutânea/ Transcutaneous Electrical Nerve Stimulation), 74
   modalidades de, 76q
      por Libano, 76q
Terapia Comportamental, 95-99
   aspectos neurofisiológicos e, 95
      orientações comportamentais, 98q
         para supressão de sintomas urinários, 98q
TMAP (Treinamento Isolado dos Músculos do Assoalho Pélvico), 64
   exercícios no, 65
      de estabilização, 66
         lombopélvica, 66
      de postura, 65
      de respiração, 65
Transtorno(s)
   sexuais, 35q
      femininos, 35q
         classificação dos, 35q
Tratamento
   da DPC, 44
   da SGU, 47
   fisioterapêutico, 36
      da disfunção sexual, 36
         feminina, 36
Treino
   com *biofeedback*, 91
      protocolos de, 91

U
Urotélio
   micção e, 11

V
Vagina
   no POP, 24f
      como arco fundamental, 24f